FÜR NIKI

Satz und Umschlaggestaltung: Buchschmiede unter Verwendung eines Bildes/Gemäldes von Josef Schweikhardt

Verlag: Buchschmiede von Dataform Media GmbH, Wien

ISBN

978-3-99084-791-6 (Hardcover)

978-3-99084-792-3 (e-Book)

Printed in Austria

FRANZISKA TILLMANNS

DAS OFFENSICHTLICHE und DAS VERBORGENE

AUFSTELLUNG UND PRÄSENZ

Erde, Wasser, Feuer, Luft und Äther –
spirituelle Impulse für Aufstellungsprozesse

Inhalt

Vorwort

Dieses Buch ist eine Praxisanleitung, die neben Aufstellungen, Meditationen und Übungen auch Erläuterungen zu den jeweiligen Themen beinhaltet. Der Impuls, aus einer Weiterbildungsreihe ein Buch zu machen, kam von TeilnehmerInnen an meinen Seminaren, denen ich dafür sehr danke, denn das Schreiben hat mir eine zusätzliche Ebene des Erkennens gebracht.

Meine Hoffnung ist es, dass ich mit dem Buch Achtsamkeit, Wärme und den sensiblen Umgang vermitteln kann, die sich in den Arbeitsgruppen gezeigt und entwickelt haben. Es entstand ein Gruppenprozess, der von Zuneigung und gegenseitiger Achtung geprägt war.

In diesem Buch beschreibe ich einen besonderen Zugang zu Gegebenheiten und Dynamiken des Lebens. Meine Absicht ist es, existentielle Themen in Zusammenhang mit Spiritualität und Aufstellungsarbeit zu betrachten. Spiritualität vermittle ich in diesem Buch als Präsenz, da diese eine der grundlegenden Qualitäten darstellt, die in der Aufstellungsarbeit hilfreich ist. Umgekehrt wird Präsenz durch Aufstellungen gefördert - ein synergistischer Effekt.

Wesentliche Qualitäten in Zusammenhang mit Aufstellungsarbeit sind Achtsamkeit und Präsenz. Für Präsenz und das nicht Fassbare wähle ich den Begriff Spiritualität, weil er neben der notwendigen Bodenhaftung, ein Hinausgelangen über die Verhaftung im Alltäglichen bedeutet. Im Wissen darum, dass sowohl Aufstellungsarbeit als auch Spiritualität mehrdeutig und vielschichtig sind, beschreibe ich in diesem Buch einen Weg der Praxis. Diese Art der Praxis soll bewusst machen, dass selbst in kleinen und vermeintlich unscheinbaren Aufstellungen immer mehrere Ebenen des inneren Erlebens angesprochen werden und ihre Wirkung zeigen. Ebenso verhält es sich mit Spiritualität, die ja für viele Menschen unterschiedliche Bedeutungen hat. Wenn Präsenz und Aufstellung gemeinsam stattfinden, gelingt es, aus einer Stagnation in den Fluss zu kommen. Und genau das möchte ich in diesem Buch sichtbar machen.

Dieses Buch schreibe ich als Psychotherapeutin mit langjähriger Aufstellungs-Praxis und intensiver Auseinandersetzung mit Übungswegen verschiedener spiritueller Ausrichtungen. Ich denke, dass es an der Zeit ist, neue Sichtweisen zuzulassen. Mein Anliegen ist es, den Pfad der Problematisierung und der mehr oder minder gewohnheitsmäßigen Pathologisierungen zu verlassen. Alten Verletzungen will ich mit Kreativität begegnen, um in weiterer Folge auch der Freude am Leben einen Platz zu geben. Ich verstehe dies nicht als Verleugnung, sondern als eine Möglichkeit neue Lösungsansätze zu finden. Der Weg der Achtsamkeit ist dabei hilfreich.

Ich habe mich mit Übungen aus dem Sufismus befasst und diese als körperlich und seelisch zentrierend und stabilisierend erlebt. Sie sind mir auch eine Quelle der Inspiration. Diese Übungen laden dazu ein, Verstand und Herz in Einklang zu bringen. Wer in sich hinein spürt, statt den alten Mechanismen und der eingegrabenen Routine des Verstandes zu folgen, der legt neue Spuren. Der Verstand ist lernfähig, häufig jedoch unflexibel. Wir erzählen uns alte Geschichten sogar dann, wenn diese wenig förderlich sind. Es ist zu beobachten, dass manche Menschen in ihre Geschichten richtiggehend verliebt sind, auch wenn diese destruktiv sind. Wir haben die Illusion, dass wir über Kontrolle und Anpassung mehr geliebt und unangreifbarer werden. Die alten Geschichten in ihrer Wiederholbarkeit lassen uns daran glauben. Doch die Liebe ist größer und lässt sich nicht erhandeln. Über Achtsamkeit und Präsenz können wir dies Schritt für Schritt erkennen, und das lässt uns freier werden.

Ich habe Übungen aus dem Buddhismus einbezogen, weil ich die Grundprinzipien, soweit ich sie kenne, auf Grund ihrer Praxisnähe sehr schätze. Sufismus und Buddhismus haben mich angeregt, Übungen der Gegenwärtigkeit und der Herzöffnung in meiner Arbeit einen guten Platz zu geben. Beide spirituellen Ausrichtungen sind auf Anerkennung aus der Psychotherapie sicher nicht angewiesen, ihre Wege waren und sind seit Jahrhunderten Anregung für zahllose Menschen.

Alle Übungen, die ich gesammelt und entwickelt habe, sind Großteils Körper- und Atem-bezogen. Dies kommt einer psychotherapeutischen Methode wie der Aufstellungsarbeit sehr entgegen, da diese ihren Erkenntnisgewinn aus körperlichen Phänomenen bezieht. Aufstellungsarbeit will ich nicht isoliert betrachten. Ich finde es wertvoll und inspirierend, wenn Wissen und Erkenntnis über den methodischen Rahmen hinausgehen. Im ersten Teil dieses Buch beschreibe ich meine Erfahrungen in Gruppen- und Einzelpsychotherapien, in denen ich mit folgenden Angeboten gearbeitet habe:

- Meditationen,
- Ausgewählte Imaginationen, bzw. Induktionen, die entsprechend dem Seminar-Thema der Einstimmung dienen,
- Körperliche Umsetzung innerer Prozesse angeregt durch Musikzuspielungen entsprechend einem multimedialen und multisensorischen Zugang zum Prozess. In manchen Abschnitten gibt es Empfehlungen für Musiktitel.
- Aufstellungen als Übungsfeld und Demonstration für die TeilnehmerInnen,
- Beobachtungsphasen der demonstrierten Aufstellungen,
- Nachbesprechung von Aufstellungen,

- Übungen zum Erleben von Aufmerksamkeit und Achtsamkeit,
- Reflexionen und Erläuterungen zum Thema der jeweiligen Seminare,

Der zweite Teil dieses Buches bietet themenbezogene Texte und Geschichten, die den Praxisteil ergänzen, bereichern oder unterstützen.

Jedes Thema im Teil 1 ist einem Element zugeordnet und beginnt mit einer Meditation, die meist in eine geleitete Imagination übergeht. Diese Anleitungen sind hervorgehoben, so dass sich die LeserInnen ohne Mühe orientieren können. Daran schließen von Musik begleitete Bewegungsübungen an. Der multimediale Zugang ist Teil des Seminar-Konzeptes. Die Übungen sind von mir entwickelt, manche von ihnen verschiedenen Traditionen entnommen, und /oder modifiziert. Die Möglichkeiten der Multimedialen Kunsttherapie sind in jedem Kapitel mit einbezogen. Auf Malerei wurde aus praktischen Erwägungen verzichtet, nur im Kapitel 3 wird bei „Intention und Hingabe" auch mit Bildmaterial gearbeitet. Absicht ist es, den schöpferischen Ressourcen Ausdruck zu verleihen und den Sinnen Raum zu geben.

Was bieten Aufstellungen unter Einbeziehung der Elemente:

1. Verkörperung, Erkenntnisgewinn, Nutzung von Ressourcen, Lösung von Anliegen,
2. Erkennen der Verbundenheit in der Unterschiedlichkeit insbesondere über die Betrachtung der fünf Elemente,
3. Sensibilisierungsprozess, Präsenz.

Punkt 1

beschreibt den Grund, warum Menschen zu Aufstellungsseminaren kommen. Aufstellungen zeigen unter anderem die Möglichkeiten, eine neuere, besser passende Geschichte zu finden. Dies ergibt sich durch den Einbezug systemischer Zusammenhänge und deren Verkörperung und lässt neue, lebensfreundlichere Zugänge zu Ressourcen erkennen.

Punkt 2

ist das Erkennen der Verbundenheit in der Unterschiedlichkeit. Im Rahmen von Aufstellungsarbeit ist Verbundenheit über Vernetzt-Sein nicht zu übersehen. Aufstellungsarbeit ist eine Einladung über Verkörperung begreifen zu lernen, dass wir verbunden sind. Was uns verbindet ist so viel mehr als das, was uns scheinbar trennt.

Während meiner langjährigen Aufstellungsseminare in Marrakesch entstand das Konzept, **die Elemente Erde, Wasser, Feuer, Luft und Äther** mit einzubeziehen. Die Wahrnehmung der nordafrikanischen Kultur, in der sich Menschen anders bewegen, anders verhalten und anders kleiden, brachte mir aus genau dieser Unterschiedlichkeit heraus die Erkenntnis, dass wir Menschen elementar verbunden sind und wir alle Elemente existentiell und in ihren jeweiligen Qualitäten ausnahmslos in uns tragen. Dies bezieht sich auf die körperliche Ebene, denn wir sind aus einem Stoff gemacht. Es bezieht sich auch auf Bedeutungen, die wir den Elementen zuordnen. Die Bedeutung, die wir unseren elementaren Gemeinsamkeiten geben, ist an der Basis wohl sehr ähnlich, doch die Unterschiedlichkeit zeigt sich in der Art, wie wir diese elementaren Gegebenheiten leben.

Viele Menschen haben die Achtung vor den Elementen verloren oder sie erinnern sich ihrer wenig. Das halte ich für bedrohlich. Eine wünschenswerte Dynamik wäre es neben der Wahrnehmung der Unterschiedlichkeit des/der Anderen auch das Verbindende zu sehen, um so in die Akzeptanz des Andersartigen zu kommen.

Über die fünf Elemente sind wir nicht nur als Menschen verbunden, sondern wir können nicht umhin, uns mit der uns umgebenden Natur, also auch mit tierischen und pflanzlichen Mitbewohnern verbunden zu fühlen. Im besten Falle übernehmen wir Verantwortung. Es ist mir ein Anliegen, mit diesem Buch Impulse zu setzen, die das Bewusstsein von Verbundenheit fördern.

Punkt 3

die Sensibilisierung über Achtsamkeit und Präsenz, scheint mir der wichtigste zu sein, auch weil er weniger erwähnt wird. Er liegt mir am Herzen. Ich habe beobachtet, dass Aufstellungen eine deutliche Auswirkung auf Sensibilisierung haben. Und dies geschieht über gesteigerte Aufmerksamkeit und Achtsamkeit im Verlauf einer Aufstellung.

Mit der Übernahme der Repräsentanz einer Qualität oder einer Person geschieht eine sogenannte Fremderfahrung, es wird im besten Falle die eigene Geschichte abgelegt bzw. beiseitegelegt oder als Erkenntnisgewinn eigener Inhalte erfahren. Das vorübergehende Beiseitelegen der eigenen Geschichten, die uns immer wieder auch festlegen, macht frei für unmittelbare Erfahrung.

Auch der Vorgang des Entrollens, des sich bewusst Herausbewegens aus der Fremderfahrung, (aus der Repräsentanz-Rolle) spielt als Möglichkeit zu erkennen mit. Plötzlich bin ich wieder die/der „Alte", das Gewohnte erfasst mich wieder. Die Identifikation mit unserer eigenen Geschichte wird deutlich. Das bewirkt gesteigerte Aufmerksamkeit.

Mit der Einbeziehung der fünf Elemente, sowie der vorbereitenden Meditationen und Imaginationen beabsichtige ich, Bewusstheit zu entwickeln, die sich in weiterer Folge als neue Sichtweise und Verantwortlichkeit zeigt. Um diesen Sensibilisierungsprozess in Gang zu bringen, sind die Meditationen, Aufstellungen, Betrachtungen und Übungen, die ich in Teil 1 dieses Buches darstelle, hilfreich.

Ich bin den Teilnehmerinnen und Teilnehmern der Weiterbildungsgruppen und anderer Gruppen, die mir erlaubt haben über ihre Erfahrungen zu schreiben, sehr dankbar. Selbstverständlich wurden in der Beschreibung der Aufstellungen die Namen verändert. Die meisten Frauen und Männer hatten Praxis in der Begleitung von Menschen, sei es im Einzel- oder Gruppen-Kontext, sowie in der Beratung von Organisationen und Firmen. Die Fähigkeit der Aufmerksamkeit brachten sie bereits zu einem guten Teil mit, doch ich konnte beobachten, dass die Übungen, die während der fünf Ausbildungs-Module angeboten wurden, zu Präsenz und vermehrter Intensität beitrugen.

In der Beschreibung der angewendeten Übungen und deren Erklärungen verwende ich das Präsens. Erfahrungen aus der Gruppe sind in der entsprechenden Zeitform beschrieben.

Ich verwende meist das „Binnen I“ und die weibliche Form um dem Gendering gerecht zu werden und bitte Männer und Frauen sich angesprochen zu fühlen.

Ich hoffe, dass das Buch als wertvolles Arbeitsmaterial für AufstellerInnen dienen kann.

Franziska Tillmanns — Sommer 2018

Teil 1
Aufstellung – Präsenz – Spiritualität
Mein Blick auf Aufstellungsprozesse

Aufstellungsprozesse zeigen vielfache Berührungspunkte zu Haltungen und Übungen verschiedener spiritueller Richtungen.

Beispielsweise das **Zentrieren und Fokussieren**. Sie sind bei der Klärung einer Absicht oder für **die innere Haltung,** mit der LeiterInnen des Prozesses Menschen mit einem Anliegen begegnen, sehr hilfreich.

Wie stellen LeiterInnen Fragen? Damit sind nicht nur erlernte Techniken, sondern auch der eigene Seelenzustand gemeint. Wie sieht die innere Landschaft der Leiterinnen und Leiter aus? Bei aller Professionalität sind auch sie von ihrem eigenen Leben gefordert.

Nutzen eigener Ressourcen: Wenn LeiterInnen darauf achten, dass in der Unterscheidung zum Problemzustand auch Ressourcen genutzt werden, dann bedeutet das, dass sich LeiterInnen mit dem, was heilsam und nährend ist, ausreichend auseinandergesetzt haben und das Heilsame immer wieder zu sich nehmen. Sei es über den Atem, sei es über Schönheit, über Farben, über Musik, über Gestalten und über die Wahrnehmung der eigenen Kraft.

LeiterInnen können **eine nicht wertende Haltung** in eine Welt einbringen, die sich auf Funktionieren und Urteilen versteht. Diese ist hilfreich, wenn KlientInnen sich die Frage stellen, was und wen sie im Feld der Aufstellung sehen möchte und was zur Klärung beitragen kann. Ebenso wichtig ist es, das Anliegen zu würdigen. Der nicht wertenden Haltung fehlt es nicht an der Möglichkeit zu unterscheiden. Die Präzision der Unterscheidung wird hingegen durch den Verzicht auf das Werten geschult.

Vertrauen: Im Feld der Aufstellungen begegnen die Gruppe und LeiterInnen dem Vertrauen, wenn KlientInnen jemanden bitten, eine Rolle zu übernehmen. Vertrauen ist im Sinne des Zutrauens, dass jemand sie vertreten kann, zu verstehen. Mit dieser Bitte wird ein Teil des Ichs mit seinen Ego-Anteilen in „unvertraute Hände" überantwortet. In der Haltung der Personen, die eine Rolle übernehmen, ist sowohl Bereitschaft zum Altruismus, als auch der Wunsch, miteinbezogen zu werden.

Das Stellen bedarf **der Präsenz**, der Absicht, die aus der Zentriertheit in Handlung umgesetzt wird: „Ich gebe Dir einen Platz!" Präsenz ist ein Schlüssel bei Aufstellungen, im „Hier und Jetzt" wird etwas wahrgenommen, das seine Wurzeln in der Vergangenheit haben kann und im Alltag seine Auswirkungen zeigt. Seien diese positiv oder einschränkend. Ganz gegenwärtig sein ohne Vorannahmen, trotz aller Hypothesen, die selbstverständlich auftauchen.

Das Innehalten im „Jetzt" ist eine der Möglichkeiten, die LeiterInnen und KlientInnen haben, um wirklich zu sehen, zu verändern, zu handeln und heil zu werden. Jeder Moment ist kostbar und der Weg zur Gegenwärtigkeit verlangt, die wandernde Aufmerksamkeit zu bündeln.

Das Eingreifen der LeiterInnen: Wenn man Aufstellungsarbeit als heilsames, lösungsorientiertes Vorgehen betrachtet, dann ist auch die Frage wesentlich, wie sehr LeiterInnen eingreifen sollen und dürfen. Das bedeutet, in Kontakt, in Resonanz mit dem Menschen zu bleiben, der hier seine inneren Bilder sichtbar werden lässt.

Darin zeigt sich Achtsamkeit.

Der Sprachgebrauch: Welche Sätze kommen aus dem Herzen und können vom Gegenüber mit dem Herz „gehört" werden, sodass Resonanz entsteht?

Zum Beispiel der Satz: „Ich bin dir wirklich gut", kommt er aus tiefstem Herzen oder aus der Anpassung, weil dies so vorgeschlagen wurde?

Genügsamkeit: Wenn ein Anliegen sehr komplex geschildert wird, dann macht es Sinn, zu minimieren, um zu einer guten Lösung zu gelangen. Manchmal lädt eine Aufstellung zu noch mehr ein, da braucht man Klarheit und Genügsamkeit, um den besten Zeitpunkt für die Beendigung einer Aufstellung zu finden. Es gibt Momente der Dichte, die der Seele zugutekommen. Dabei kommt es auf den Kontakt der Leiterin zur Fragestellerin an. Gute Speisen sollten besser nicht verschlungen werden. Vorzupreschen birgt die Gefahr, zu übersehen, was den Wandel bringt. Und dazu braucht es Mut. Unsere Gesellschaft lässt uns wissen, dass das „VIEL" erwünscht ist.

Mein erster Lehrer in der Aufstellungsarbeit hat immer wieder etwas brüsk gesagt: „Hier breche ich ab." Viele waren schockiert. Heute denke ich, dass es da Unterschiede gab und gibt, denn der Moment der Wandlung war sicher oft gekommen.

Achtsamkeit bedeutet seinem Sinne nach, nicht nur aufmerksam und konzentriert zu sein, sondern den Umgang mit sich und anderen so zu gestalten, dass es dem Wohle aller guttut. Achtsamkeit hat viele verschiedene Ebenen. Sie ist wesentlich, wenn LeiterInnen sich dem Feld zuwenden, in dem die Systemanteile stehen. Gegenwärtigkeit, Achtsamkeit und nicht wertende Haltung haben manches gemeinsam.

Präsenz, die auch als Ausstrahlung wahrgenommen wird, und eine nicht wertende Haltung treten jedoch nicht unbedingt gemeinsam auf. Im strengen Sinne ist Präsenz frei von Vorbehalten, sprich von Ängsten, und deshalb auch ohne das Bedürfnis zu werten. Der Präsenz liegt die Achtsamkeit zugrunde. Sie entsteht durch die Bündelung der Aufmerksamkeit und einer inneren Haltung, die sich durch Wohlgefühl ausdrückt. Präsenz ist das Ergebnis, Achtsamkeit ist der Weg, achtsam sein bedeutet zu sehen, zu hören, zu spüren und in Resonanz zu gehen.

Die Erfahrung von Verbundenheit ist wohl jener Aspekt der Aufstellungsarbeit, der das Besondere und Beeindruckende darstellt, sie ist jedoch eine Erfahrung, die sich in einem Wissen und einer Erkenntnis zeigt, die jenseits des Erklärbaren liegt. Es gibt viele Erklärungen, die das kognitive Denken mehr oder minder zufrieden stellen, doch wirklich erfahren und erkannt wird Verbundenheit mit dem Herzen, über die Erkenntnis des Körpers, über die Auswirkungen in unserem Seelenhaushalt und die Veränderungen im Außen. Die darauffolgende Heilung geschieht, wenn wir dem Wandel zustimmen und uns auf das einstellen, was wir aus tiefstem Herzen wünschen.

ICH und darüber hinaus - Verbundenheit und Freiheit

Dieses Thema ist im speziellen dem ersten Kapitel, das sich mit dem Element Erde befasst, zugeordnet. Es gilt jedoch für alle Kapitel und ist deshalb bereits in der Einleitung angeführt.

Unter ICH ist das Folgende zu verstehen

- die horizontale Ausrichtung; sie ist der eigenen Persönlichkeit zugeordnet,
- das „Ich“ in der Verantwortlichkeit sich selbst gegenüber,
- das „Ich“ in einem größeren System.

Menschen können in Selbstbezogenheit, in Rollenverliebtheit und in der Egozentrik verbleiben. Letzteres kann sich auch in Organisationsformen mit folgender innere Haltung zeigen: „Mir das Meine und noch einmal das Meine, den Letzten beißen die Hunde.“

Darüber hinaus –

- darunter verstehe ich als vertikale Ausrichtung den Prozess der eigenen Entwicklung und das fühlende Erkennen des eigenen Potentials und der eigenen Essenz;

- weiterhin verstehe ich darunter die Fähigkeit Bezogenheit zur Gemeinschaft zu entwickeln. Siehe Text im Teil 2: Entwicklung des Menschseins.

Verbundenheit und Freiheit - was ist damit gemeint?

Es geht um das Eingebunden-Sein in den „Organismus Menschheit". Wenn wir durch Aufstellungen sensibilisiert sind, können wir reichere Antworten auf die folgenden Fragen finden.

- In welchem soziokulturellen Umfeld ist mein Platz? Wer bin ich, wenn ich mich eingebunden und als Teil eines größeren Ganzen verstehe? Wie bewege ich mich in diesem Feld?
- Welche Auswirkungen haben mein Denken, mein Handeln, meine Art der Kontaktaufnahme? Welche Auswirkungen strebe ich an, welche vermeide ich?
- Will ich Verantwortung übernehmen oder reagiere ich wie gewohnt? Resigniere ich?
- Kann ich meine Größe und Würde annehmen oder ducke ich mich?
- Wie frei kann ich sein, wenn ich doch verbunden bin mit allem und jedem?

Allein diese Fragestellungen regen an, machen neugierig und streben nach tieferem Wissen. Neugierde macht wach und erschließt neue Erkenntnisse. Dennoch ist zu beobachten, dass diesen Fragen oft ausgewichen wird.

Wer sensibilisiert ist, hört auf Fühlen und Verstand und macht dann nicht, was sie will, sondern sie weiß, was zu tun ist - das ist Autonomie. Wer in Egomanie verharrt, reagiert bloß und bleibt dumpf.

Autonomie heißt eben nicht Egomanie. Im Bewusstsein von Selbstbestimmtheit und Selbstverantwortung gelten Kraft und Fürsorglichkeit nicht nur der eigenen Person, sondern sie können sich ausdehnen. Über die Fürsorge für andere begegnen wir uns auch selbst. Zunächst ist es wichtig, für sich einstehen zu können, sich selbst zu akzeptieren, ohne zu beschönigen. Dies ist Grundlage der Entwicklung von Beziehungsfähigkeit und sozialer Kompetenz. Um diese bewusste Entwicklung in Gang zu bringen, braucht es einen neuen Blick auf sich selbst und es braucht neues Sehen ohne Wertung. Es kann sehr spannend sein, sich immer wieder neu zu entdecken - ein lebenslanger Prozess der Sensibilisierung, der uns in Kontakt mit uns sein lässt. Ein SEIN im Gegensatz zu ausschließlichem TUN, zu Reagieren und vergleichender Haltung. Im Sein als die Handelnde, Wirkende, Gestaltende und Begegnende wirken. Mit der Aufmerksamkeit auf sich selbst, die eigenen inneren Haltungen und deren Auswirkungen erkennen.

Was lässt Menschen in Dumpfheit verharren und vor Erkennen und neuem Sehen zurückschrecken?

- Bequemlichkeit
- Angst sich und/oder Andere zu enttäuschen
- Angst vor Veränderung und Wandel
- Angst die eigenen Lügen zu entdecken

Das Verharren und Festkleben an der Angst vor sich selbst, vor Anderen und den Gegebenheiten des Lebens ist jedoch kein Muss! Sehen heißt erfühlen, ergründen und dann weitergehen! Damit ist die Entwicklung von Bewusstsein gemeint, aus dem sich Auswirkungen auf Denken und Handeln ergeben. Selbst wenn es immer wieder Momente der Verzweiflung, Enttäuschung und des Selbstbetrugs gibt, – immer wieder aufstehen, kleine Schritte gehen und nicht stehenbleiben. Das ist eine gute Option.

Wie wird man gewahr, dass neue Werte zu etablieren sind?

- Man erkennt sie als Notwendigkeit, um sich sogenannten Sachzwängen der Finanzwirtschaft, des Klimawandels, des Hungers und der Migration entgegenzustellen.
- Erschütterungen, Krankheiten, Verluste, Trennungen, Kriege und Umweltbedrohung weisen auf diese Notwendigkeit hin. Erschütterungen wirken wie ein Weckruf, sie sind notwendig, insbesondere wenn Überzeugungen seelenlos werden.
- Wenn Rituale zur Farce werden und zur bloßen Technik verkümmern, wenn man sich hinter diesen Techniken versteckt oder sich an ihnen festkrallt, um die innere Leere zu füllen.

Wach werden – präsent sein

Bücher, die von tiefer Kraft erfüllt sind, die von Leid und dessen Bewältigung sprechen, können aufwecken, so dass eigene Wahrheiten oder Lügen wieder erlebt werden, und die LeserInnen wieder in Kontakt mit sich selbst und mit der Erde kommen. Es ist wie ein Aufwachen und Bewusstwerden der eigenen Kraft und Erkenntnisfähigkeit und auch der Art und Weise, wie und wohin das Leben steuert. Mit Herz und Verstand handeln, statt in sich immer wiederholenden Reaktionsabläufen zu verharren. Den Gegebenheiten des Lebens auf diese Weise neu zu begegnen und sich der eigenen Würde und der Würdigung anderer bewusst zu werden.

Aufstellungen als gute Möglichkeit

Aufstellungen sind eine Möglichkeit, um aus der Dumpfheit des ständig Wiederholten heraus zu treten. Manchmal zeigen sich Aufstellungen als Erschütterung, doch sie weisen auf den Weg, der der entsprechende ist. Vor allem dann, wenn die Bereitschaft daraus Neues zu gestalten vorhanden ist. Jede kann für sich selbst entscheiden, einen Arm nach dem Neuen auszustrecken und es anzunehmen, und mit dem anderen Arm das Vergangene zu berühren, ohne daran festzuhalten. Das heißt nicht, dass das Alte gelöscht werden sollte, denn es war ja. Es wurde mitgestaltet und ist Teil von dem was du bist.

Es ist keineswegs Sinn einer Aufstellung, das Alte einzuebnen, es macht vielmehr Sinn, das Vergangene dort zu lassen, wo es hingehört, um sich dann mit Intensität und Hingabe dem Jetzt und dem Neuem zuzuwenden. So ist die Lebenslandschaft nicht flach und bewegungsarm, es zeigt sich das, was ist. Wir können zuversichtlich bleiben und das im Blick haben, wozu Herz und Verstand ja sagen.

Begleitung von Menschen, die ein Anliegen haben

Menschen in beratenden Berufen haben die Möglichkeit, Lösungen anzubieten oder gemeinsam mit KlientInnen Lösungsansätze zu entwickeln. Beides ist hilfreich, entscheidend ist es, KlientInnen und ihren Anliegen Achtung entgegen zu bringen. Beides kann Eigenverantwortung und Selbstliebe fördern, je nachdem wie das Angebot einer Lösungsmöglichkeit präsentiert wird. Auch die Einladung eigene Ressourcen zu entwickeln ist je nach Situation sinnvoll. Begleitende bleiben wach und aufmerksam. Sie können von eigenen inneren Krisen profitieren, indem sie der Veränderung zustimmen, die für sie selbst notwendig ist. Der Erfolg einer Intervention hängt auch von der inneren Haltung der begleitenden Person ab. Vordergründig ist es nicht die Aufgabe der Psychotherapie, zur Entwicklung des gesamtmenschlichen Bewusstseins beizutragen, und es gibt auch keinen Auftrag, politisches Bewusstsein zu wecken. Und doch ist es notwendig, die eigene Offenheit dafür zu entwickeln, den Blick zu schärfen und ihn nicht nur dahin zu richten, wo sich Bedrückung anbietet, die sich schon immer angeboten hat. Es gilt dahin zu schauen, wo sich die Umsetzung von Visionen bereits zeigt und Wandel sich ereignet. Wenn wir davon ausgehen, dass wir verbunden sind mit allem was da ist, dann spielt unsere eigene innere Musik ganz sicher eine Rolle. Und diese Musik darf sehr schön sein und uns einstimmen auf die Offenheit für Neues.

Das Element Erde

Fokus auf die Themen:

Ich und darüber hinaus – Verbundenheit und Freiheit

„Selbst die Hügel und Felder fließen, warum fühlst du dich da so allein und voller Tränen dich selbst umarmend? Die Welt ist ein Baum schwer beladen mit Früchten, während du dich beugst, um faulende Äpfel zu stehlen."

Djal¬al ad-Din ar-Rumi[1]

Wenn ich diese wunderbaren Zeilen von Djal¬al ad-Din ar-Rumi lese und sie auskoste, dann spüre ich den Reichtum dieser Welt, dann spüre ich die Fülle. Das bedeutet, dass das „Sorgen" für die Welt, in der ich lebe, und für die Menschen, die mich umgeben, aus der Liebe und aus innerem Reichtum kommen können, und nicht von Angst und einengenden Mangelgefühlen gelenkt werden.

Ersteres ist Dünger für Lösungsfreude, für Kreativität und eine der Grundlagen für Resilienz. Diesen Dünger braucht es, um mit dem Wandel, der gefordert ist, umzugehen. Wir können uns darauf besinnen, wie wir mit uns umgehen, wie wir mit der Erde umgehen.

Dieses Kapitel behandelt auch das im „Hier und Jetzt - Sein". Die eigene Schwerkraft zur Kenntnis zu nehmen bedeutet nicht, Schwere tragen zu

„müssen". Die Füße auf dem Boden zu haben und innezuhalten ist eine der Vorbedingungen, um einen klaren Blick auf die relative Wirklichkeit zu werfen und dann, vielleicht, eine Ahnung von der absoluten Wirklichkeit zu erhaschen.

Ein guter Stand hilft den Anforderungen des Lebens begegnen zu können. Die Erde trägt – ohne Unterscheidung – alle. Wenn sie nicht alle Menschen gleich gut ernährt, so ist dies auch menschlicher Unwissenheit und oft mangelhaftem Bewusstsein über den Zusammenhang von Ökologie und Ökonomie zuzurechnen. Viele Menschen sind wie Kinder, die ins Volle greifen wollen, um zu besitzen, und noch nicht begriffen haben, dass Teilen glücklich macht und auch effizient sein kann.

Fragen zu den verschiedenen Bedeutungsebenen des Elementes Erde:

- Wie stehe ich im Leben, was gibt mir Boden?
- Welchen Platz gestehe ich mir zu?
- Die Erde nährt alle, was nährt mich? Über die feste, flüssige und gasförmige Nahrung hinaus, – zum Beispiel der Kontakt mit Menschen, Tieren, Pflanzen und mit Schönheit.
- Was ist tragend in meinem Leben, was kann ich tragen, weil es mei ne Verantwortung ist, was weise ich zurück?
- Tragfähigkeit als Qualität, die den Gegebenheiten des Lebens wach begegnet.
- Selbst-Überbürdung und Selbstlüge als Ursache von Leid für sich und andere.
- Wie sorge ich für mich? Wie sieht es mit Vertrauen aus?
- Vertraue ich mir? Vertraue ich meinen Entscheidungen?
- Was hat mein Vertrauen zutiefst erschüttert?

Meditation und Imaginationsanleitung zur Vorbereitung der Aufstellungsarbeit

a. Lächelmeditation

Die *„Lächelmeditation"*, die in vielen spirituellen Traditionen praktiziert wird, erachte ich als sehr hilfreich. Die Gehirnforschung hat erkannt, dass Lächeln regulierend wirkt. Die folgende *„Lächelmeditation"* ermöglich es dies selbst zu erspüren.

Ich bitte dich nun, deine freundliche Aufmerksamkeit zum Bereich deiner Stirne wandern zu lassen; lass dein Gewahrsein zwischen den Augenbrauen ruhen, lausche den Geräuschen und Tönen, die anschwellen und dann wieder in der Ferne verklingen. Wenn du magst, kannst du dein Herz mit einbeziehen, man hört auch mit dem Herzen gut. Lauschen hat eine andere Qualität als Hören, es umfasst Innen und Außen, Nähe und Ferne. Es kann auch heißen, dass du Geschenke bekommst und manchmal stellt sich Dankbarkeit ein.

Dieses kurze Lauschen lässt ein Gespür für die Ruhe und für den Raum entstehen. Du bist ganz bei dir und mit dir. Gedanken wandern in den Hintergrund. Wenn du das Lauschen mit dem Herz-Raum verbindest, so kannst du hier Weite erfahren. Ist das entspannte Lauschen vollkommen, so kannst du auch den Atem vergessen. Der Atem ist ohne Absicht, leicht, lang, gleichmäßig und tief.

Du gehst nun langsam zur Erfahrung des Lächelns über. Stell dir vor, dass auch dein Scheitel lächeln kann! Nun bemerkst du, dass deine Kopfhaut sich tatsächlich sanft bewegt, sobald du lächelst.

Wenn du dir helfen willst, so kannst du dir auch eine aufgestellte Mondsichel vorstellen oder eine Kinderzeichnung, die die Sonne mit lächelndem Mund darstellt. Und es mag sein, dass du spüren kannst, dass dein Scheitel „lächelt" und sehr wahrscheinlich breitet sich das Lächeln auch bis zu deinen Augen aus, schließlich beginnt auch dein Mund zu lächeln. Du kannst spüren, wie dein Gesicht weich wird, dann lächelt auch dein Herz und es dauert vielleicht eine Weile, bis sich die innere Gestimmtheit dem Lächeln anschließt. Früher oder später stellt sich ein Gefühl der sanften, freundlichen Heiterkeit ein, ruhig, hell und warm.

Erlaube dem Lächeln, dass es sich in dir ausbreitet, dass es deinen ganzen Körper erfüllt und dorthin fließt, wo Schmerz in dir ist, wo körperlicher Schmerz ist, oder ein Gefühl, das dich schon eine Weile begleitet und das du als belastend empfindest. In Gedanken sprichst du nun zu dir:

„Ich lächle meinem Anliegen zu.

Ich lächle dem zu, was mir Schwierigkeiten bereitet.

Ich lächle mir zu.

Ich lächle meinen Wünschen zu."

Du nimmst wahr, was sich in dir allmählich verändert.

Variante:

Diese Übung kann sehr gut mit der Wunderfrage nach de Shazer[2] verbunden werden oder mit einer Betrachtung, die schwierigen Beziehungen zugutekommt. Lächeln hat Auswirkungen auf Gehirn und Herz und auf Spüren, Fühlen und Denken.

b. Geleitete Imagination Erde mit anschließender Bewegungsmeditation:

Geeignet vor einer ICH-ERDE- Aufstellung. Die Übung wird am Boden mit einer bequemen Unterlage gemacht.

Musikempfehlung: Terre von Armand Amar;

Bitte sorge dafür, dass du eine Weile gut liegen kannst. Entscheide, ob du einen Polster möchtest und ob deine Knie Unterstützung brauchen. Du liegst auf dem Rücken, mit leicht geöffneten Beinen, die Arme an den Seiten mit nach oben geöffneten Handflächen. Nimm wahr, wie du auf der Unterlage liegst und welche Teile deines Rückens bequem und gut aufliegen. Atme tief in deinen Bauch und lasse alle Verspannungen los. Während des Einatmens sagst du dir mit innerer Stimme „einatmen", und mit dem Ausatmen „loslassen".

Lass alle deine Anspannungen in den Boden abfließen; dein Körper entspannt sich mehr und mehr und es mag sein, dass er sich noch mehr entspannt, wenn er begreift, dass er getragen wird. Und mehr und mehr entspannt, wenn sich die Wirbelsäule an den Boden schmiegt, das heißt in gutem Kontakt mit der Unterlage ist. Auch Nacken und Schultern entspannen sich, das Gesäß breitet sich aus, Arme und Hände werden schwer. Fühl dich von der Erde, auf der du liegst, angenommen mit allem was dich ausmacht. Du weißt, dass sie keinen Unterschied macht, sie urteilt nicht, ja, sie zieht dich sogar an sich. So gib dich mehr und mehr der Schwerkraft hin und hab Vertrauen in die Erde, spüre ihre Kraft.

Frage dich, ob du es dir erlaubst, dem Getragen-Sein zu vertrauen, dem

Angenommen-Sein zu vertrauen. Kannst du dich hingeben? Vertraust du dem Leben auf dieser Erde? Lass eine Erinnerung auftauchen, als du einmal im Gras lagst, als deine Hände den Boden sanft betasteten, den Flaum des jungen Grases spürten, als du den Geruch der Erde gerochen hast. Erinnere dich daran, dass du ein vom Wind bewegtes Getreidefeld betrachtet hast und von dieser Schönheit ergriffen wurdest.

Jetzt liegst du hier, verbunden mit dem Boden, verbunden mit der Erde unter dir, und bitte nimm eine Erfahrung mit herein, als du an einem schönen Ort mit der Erde Kontakt hattest, atme ihren Geruch ein und erlaube dir, dich der Erde hinzugeben, mit jedem Atemzug mehr. Du atmest den erdigen Duft durch die Nase ein – durch die Nase aus, eine ganze Weile lang. In innigem Kontakt mit dem Boden, mit der Erde, bis mehr und mehr Vertrauen entsteht, so dass du dich atmend immer mehr einlassen kannst. Du erinnerst dich, wie unterschiedlich die Erde ist, wie reich an Varianten und von unendlicher Fülle und Schönheit.

So wie du jetzt da bist, lasse dich noch tiefer einsinken, bis auch du zur Erde wirst. Vielleicht bist du ein Hügel, vielleicht ein Berg oder ein Gebirge, bedeckt von Eis. Es mag sein, dass du eine Ebene bist, bedeckt von Schnee und winterhart; verbleibe mit dieser Vorstellung einige Atemzüge lang. Tief in dir schläft alles, Schnee fällt auf dich. Du kennst das Geheimnis des Werdens und Wachsens.

Spür in dich hinein und atme, durch die Nase ein, durch die Nase aus. Es mag ja sein, dass auch in dir Erstarrtes und Hartes vorhanden ist, das sich lösen möchte, wie die Erde dies immer wieder tut, wenn sie vom Sonnenlicht berührt wird; sie wird dann weich und Neues kann beginnen. Sei Erde im Frühling, wenn der Boden feucht wird, wenn sich alles in dir regt, wenn die Samen, die du gehütet hast, unbändig nach oben streben, wenn kleines Getier erwacht und dich lockert. Du fühlst dich von der Sonne beschienen und aus dir wachsen die Blumen des Frühlings.

„In welchen Bereichen brauche ich Weichheit, um etwas Neues aufblühen zu lassen? Ist mein Vertrauen groß genug, um altes Erstarrtes gehen zu lassen?

Habe ich genug Vertrauen, um mich Neuem zuzuwenden?"

Noch immer bist du diese Erde, den Duft der Erde ein- und ausatmend. Das Jahr schreitet voran, jede Sekunde Ewigkeit, jede Sekunde Vergänglichkeit. Duftende Blumen entfalten sich und auch du verströmst den wunderbaren Duft von feuchter Erde, erfahre dich in deiner Schönheit, Anmut und Vielfalt. Kinder laufen über dich, Männer und Frauen lieben sich auf dir. Du trägst sie alle, du nährst sie alle, dies ist deine Liebe. Ein sanfter Regen erfrischt dich, nährt dich, lässt noch mehr aus dir entstehen. Du, die Seiende, die immer wieder neu Werdende, die Nährende, die Schöne.

Nun brennt die Sonne heiß auf dir, du bekommst Risse und dein Boden ist wieder hart. Doch schließlich wirst du getränkt vom strömenden Regen. Bisweilen wirst du erschüttert, du bebst, denn etwas tief in dir regt sich, mächtig und kraftvoll, du speist Feuer. Deine Farben, dein Antlitz ändern sich ständig. Blätter fliegen über dich, der Sturm braust und wirbelt dich auf. Wind fegt über dein trockenes Antlitz, du bist einsam, unfruchtbar und du wirbelst als Sand Böe durch die Wüste. Wellenartige Muster entstehen auf dir, dein Antlitz ist einer erbarmungslosen Sonne zugewandt. Du wünschst dir Regen, damit auch du wieder aufblühen kannst.

Da liegst du nun, bist gleichzeitig Erde und menschliches Wesen, du bist Kontinente, von Ozeanen umgeben, von Flüssen durchströmt. Auch wenn du ganz still bist, pulst Leben in dir. In dir ist das Wissen von Jahrmillionen, das Werden und Vergehen, ewig und vergänglich.

Spüre deinen Körper, das Blut pulsiert, der Atem strömt, nimm dein Herz auch als Herz der Erde wahr. Und du fragst dich:

„Kenne ich den Geschmack des Vertrauens?

Wie fühlt sich Vertrauen in mir an?

Welchen Bereichen meines Lebens vertraue ich?

Wem vertraue ich?

Worauf möchte ich sehr gerne vertrauen?“

Sei dankbar, wenn du dich getragen fühlst, wenn du dich genährt fühlst. Sei dankbar, wenn du Impulse des Neuen in dir spürst. Sei dankbar, wenn du diese Schöpferkraft in dir wahrnimmst, sei dankbar für die Schönheit.

c. Bewegungsübung: Von der Horizontalen in die Vertikale

♫ Musikvorschläge: Zum Beispiel - Terre Armand Amar; Stone von Tim Garside / Garsaaidi

Walzer Nr. 2, Dimitri Schostakowitsch, Concerto for Violin & Oboe BWV 1060.

Die Musikauswahl sollte unterscwhiedliche Rhythmen und Tonlagen berücksichtigen, um verschiedene Facetten wahrnehmen zu können.

Ganz in deiner Zeit beginnst du dich zu bewegen, du bewegst deine Finger, deine Zehen, deine Fußgelenke, stellst deine Sohlen sehr bewusst auf den Boden. Ganz in der von dir gewählten Geschwindigkeit bewegst du dich so, dass du vom Boden auf die Füße kommst. Langsam und bewusst beginnst du die Wirbelsäule aufzurichten, Wirbel für Wirbel, und dann stehst du still. Du öffnest langsam deine Augen, um den Raum und die Menschen wahr zu nehmen. Du lässt dir Zeit, dich allmählich auf die Musik einzulassen, und dazu - das kann sehr hilfreich sein - schließt du nun wieder deine Augen und folgst den Impulsen, die sich wahrscheinlich allmählich einstellen werden. Auch dazu kannst du dir die Zeit nehmen, die für dich richtig ist. Deine Füße beginnen zu wandern, und du wanderst mit der inneren Frage, wie ist mein Platz, mein Da-Sein auf dieser Erde? In welchem Bereich habe ich einen guten Platz auf der Erde, wie bin ich in Kontakt mit der Erde, jetzt. Nehme ich wahr, dass ich getragen werde? Wenn du spürst, dass du guten Kontakt mit der Erde hast, sodass du jedes Mal, wenn deine Sohlen den Boden berühren, tatsächlich ankommst, dann sage dir mit dem Einatmen:

„Angekommen - angekommen – angekommen!“

Und mit dem Ausatmen:

„Bei mir - bei mir - bei mir!“

Mach dies eine Weile, lass dich darauf ein. Dann bewege dich weiter mit folgenden Fragen:

„Wie gehe ich auf Erden?

Gehe ich unsicher - gehe ich steif

oder voll Freude an meiner Beweglichkeit?

Bin ich schwer oder leicht,

spüre ich die Biegsamkeit meines Körpers,

bewege ich mich sanft oder kraftvoll,

gehe ich stur meinen Weg,

kann ich mich dem Boden anpassen?

Bin ich leicht zu erschüttern oder

brauche ich sogar manchmal eine Erschütterung?

Was gibt mir Stabilität, was erschüttert mich –

was hält mich, wenn ich erschüttert bin?"

Leben ist Bewegung, Leben ist variantenreich, so bewege dich nun im Rhythmus dieser Musik. Lass dich auch von dieser Schwingung des Lebens tragen, spüre deine Flexibilität, dein Einlassen-Können auf Unterschiedliches, ohne dich zu verlassen. Sei ganz mit und bei dir, immer wieder neu.

Wechsel der Musik

Und wieder gehst du in einem anderen Rhythmus, in einem Rhythmus, den du als angenehm erlebst oder aber als fordernd. Dann sage dir mit dem Einatmen:

„Angekommen - angekommen – angekommen!"

Und mit dem Ausatmen:

„Bei mir - bei mir - bei mir!"

Jeder Schritt ist erfüllt mit Dankbarkeit für die Beweglichkeit. Jeder Schritt Dankbarkeit für die Freude über die Schönheit der Erde. Jeder Schritt Dankbarkeit für das Genährt-Werden durch die Erde, jeder Schritt erfolgt im Bewusstsein meines Aufgerichtet-Seins.

Dankbarkeit für mein So-Sein, Dankbarkeit für das Getragen-Sein, Dankbarkeit für das Neu-Werden. Nun bewegst du dich und lässt dich mehr und mehr auf die Person ein, die du gerade bist.

Bewegungsübung: Erdherz – Himmelsherz (aus dem Sufismus)

In manchen Traditionen sagt man, dass die Erde ein Herz hat, und man sagt, dass der Himmel ein Herz hat, und diese beiden begegnen sich im menschlichen Herzen.

Die Bewegung bezieht sich auf das Herz der Erde, das Herz des Himmels und das menschliche Herz.

Nimm im Stehen eine für dich bequeme Position ein. Atme ein und mache dir bewusst, dass dies Lebenskraft bedeutet. Atme aus und mache dir bewusst, dass dies Loslassen von Altem, Verbrauchtem bedeutet. Du fragst dich:

Wie fühle ich mich, was bewegt mich?

Was bildet meine Mitte, an der ich mich orientieren kann?

Nun beuge dich zur Erde und forme deine Hände wie Schalen, die aus der Erde schöpfen, hebe beide Hände zum Herzbereich, tu dies in der Vorstellung, dass du das Herz der Erde emporhebst. Verweile einige Atemzüge

Führe in einer fließenden Bewegung die ausgestreckten Arme in Richtung Himmel mit der Vorstellung, das Herz des Himmels zu ergreifen und führe beide Hände über deinem Herzen zusammen, dein Gewahrsein in dein Herz. Du kannst einen ganz besonderen Wunsch mit dieser Bewegung verbinden.

Übungsvariante (aus dem Sufismus)

Musikempfehlung: Trance Und Planetenrhythmen 4: Einfach Sein, Ur-Ton

Suche einen Platz, an dem du mit ausgebreiteten Armen stehen kannst, die Handinnenflächen sind wie Schalen nach oben gewölbt, du sprichst still in dich hinein:

„Annehmen."

Dann drehst du die Hände, so dass die Innenflächen zur Erde weisen und du sagst:

„Loslassen“,

du führst deine Arme zur Brustmitte mit den Worten:

„Sein lassen.“

Nachdem du dies im Stehen einige Male wiederholt hast, beginnst du dich langsam durch den Raum zu bewegen. Dich immer wieder öffnend, lässt du los und nimmst an. Immer wieder zu dir kommend, nimmst du dich an, so wie du bist. Immer wieder nimmst du Gegebenheiten an, immer wieder lässt du das nicht Heilsame los.

Aufstellung ICH – ERDE

Es bilden sich Gruppen von fünf bis sieben Personen. Eine Person, die ein Anliegen hat und sich gerne auf einen Dialog mit der Erde einlassen möchte, wählt eine Repräsentantin für sich (das Ich), eine für die Erde und eine für die Leiterin des Prozesses.

I Ich (=Fokus)

E Erde

LP Leiterin des Prozesses

Die anderen Teilnehmerinnen dieser Gruppe teilen sich auf in

CO Co-Leiterin

BK eine Beobachterin der körperlichen Haltung und des Ausdrucks von beiden, sowohl der Fragenden als auch der Repräsentantin der Erde

BG eine Beobachterin der Gefühle, die zum Ausdruck kommen

BA eine Beobachterin des Atmosphärischen.

Letztere spürt in sich nach, in welcher Weise sie in Resonanz mit dem Geschehen geht.

Leiterin und Co-Leiterin erfragen in einem Vorgespräch das Anliegen und das erwünschte Ergebnis. Welcher Wunsch wird an die Erde gerichtet? Welche Bedeutungsgebung der Erde war bei der vorherigen Übung im Vordergrund?

Die Leiterin bittet um eine kurze Reflexion, um dies in Erinnerung zu rufen, es braucht jedoch nicht ausgesprochen werden, so kann der Raum offenbleiben.

Aufgestellt werden:

Repräsentantin der Person, die das Anliegen hat,

das **ICH** I

die **Erde** E

Zuerst sucht die Person, die ein Anliegen hat, einen Platz für sich – **I** – und stellt dann die Repräsentantin der Erde **E** in einigem Abstand auf, so dass sie in Blickkontakt mit ihr sein kann.

Die Leiterin des Prozesses **LP** gibt nur minimale Anweisungen, die sich in der Hauptsache auf das Erspüren, auf das Erfühlen und auf die Wahrnehmung der körperlichen Ebene beziehen. Sie erinnert auch manchmal daran, Impulse zuzulassen.

Prozess der Aufstellung:

I *„Ich möchte dich sehen Erde, am allerliebsten möchte ich um dich herumgehen, um dich ganz zu erfassen"*.

E *„Ich fühle mich sehr ruhig, ein wenig behäbig. Doch wenn du sagst, du möchtest mich umkreisen, dann spüre ich einen Schauer, ganz besonders in der Wirbelsäule, und ich kann es nicht deuten, ich weiß nicht ob es mir gefällt oder nicht, doch ich glaube, es ist mir zu schnell"*.

I *„Das macht mich ganz ungeduldig, und ich bekomme eher den Impuls, auf dich zuzustürmen, ich spüre die Beschleunigung im Magen. Du stimulierst mich mit deiner Langsamkeit und ich spüre, wie es in mir wurlt, als könnte ich jede Zelle wahrnehmen, als ob jede Zelle in Aktion wäre, es ist ganz schwer auszuhalten"*. (Schaut verzweifelt)

E *„Ich bleibe ganz ruhig, auch der Schauer ist weg, doch ich leide ein wenig mit dir, ich möchte dir auch etwas geben, doch ich zögere sehr,* *denn so wie du schaust, weiß ich nicht, ob du von mir annehmen kannst". (Langes Schweigen.)*

I *„Seltsam, jetzt werde ich auch ruhiger, irgendwie körperlich, anders als vorher, körperlicher, ah ja, (lächelt) ich fühle mich wohl in mir, da gibt's jetzt gar nichts, das ich aushalten muss. Ich fühle mich nicht mehr so unruhig, nicht mehr so alleine. Was wolltest du mir schenken?"*

E (beugt sich vor und macht einen kleinen Schritt) *„Ja"* (zögert), *„jetzt bin ich erstaunt, denn vorher wollte ich dir von meiner Ruhe schenken, doch nun bin ich bewegt und fröhlicher. Jetzt möchte ich mich mit dir bewegen, du hast auch mir etwas geschenkt von deiner Lebendigkeit".*

I (nach einer Weile sehr still) *„Jetzt habe ich begriffen, dass wir zusammengehören".*

Ich und **Erde** gehen langsam aufeinander zu und geben sich die Hände.

Reflexionen der BeobachterInnen

LP LeiterIn des Prozesses berichtet, dass sie verunsichert war, ob sie die Fragende nun ermutigen solle, auf die Erde zuzugehen. Sie spürte totale Hilflosigkeit und war zornig, dass sie sich die Rolle zumuten ließ.

BA Beobachterin der Atmosphäre berichtet, dass sie alles so erfahren hat, als hätte sie selbst aufgestellt, und dass sie berührt sei.

(Weiter unten werde ich darauf eingehen, warum diese Art der Beobachtung des Atmosphärischen zu Lernzwecken eingeführt ist.)

BK Beobachterin des körperlichen Ausdrucks: „Für mich war es aufregend und körperlich spürbar, dass auch wir der Erde etwas schenken können, nämlich unsere Lebendigkeit.

Der Prozess war sehr kurz, was ihm nichts von seinem Wert wegnimmt.

Die Länge einer Aufstellung sagt nicht unbedingt etwas über die Wirksamkeit aus. Als Themen zeigten sich: Geben, Nehmen und Ausgleich.

In diese Übungssequenz wurde nicht eingegriffen; für Aufstellerinnen ist es eine Herausforderung, wenn der Prozess keinen Handlungsbedarf ihrerseits zeigt. Dem Prozess zuzustimmen, wie er sich darstellt, will gelernt und erfahren sein.

In einem Nachgespräch teilte die Klientin mit, dass sie mehr bei sich angekommen sei, im Sinne des sich Spürens und der Körperlichkeit.

Im Kapitel „Überlegungen zum Thema Erde" wird darauf hingewiesen, für welche Themenkreise Aufstellungen dieser Art geeignet sind.

ERDE – WIR Aufstellung im Großen Kreis

Diese Aufstellung inmitten eines großen Kreises, der von allen Gruppenteilnehmerinnen und Teilnehmern gebildet wird, soll vor allem der Wahrnehmung der Verbundenheit und der Dynamik innerhalb der Gruppe zugutekommen. Sie soll auch das Bewusstsein für das Element Erde wecken. Dieses Format kann Verantwortung stärken für den Boden, den wir unter den Füßen haben.

Jede Person in diesem Kreis ist menschliche Erfahrung, dies bezieht sowohl das Sichtbare als auch das Unsichtbare ein, die Gefühlswelt, den analytischen Verstand und das Empfinden mit allen Ebenen der Bedeutungen, die wir ihnen geben. Das Herz der Menschheit und das Herz der Erde werden mit der Absicht aufgestellt, mehrere Wahrnehmungsebenen miteinzubeziehen.

Prozess der Aufstellung

Franziska Tillmans **FT** leitet den Prozess

Alle Teilnehmerinnen und Teilnehmer der Gruppe bilden einen Kreis. Vier Personen der in diesem Kreis Stehenden entscheiden sich selbst für eine der Repräsentanzen und werden gebeten, für sich selbst den Platz wählen und einzunehmen, als:

Menschheit,

Herz der Menschheit (männlicher Repräsentant)

Erde

Herz der Erde

Nachdem diese Repräsentanten aus der Peripherie in den Kreis getreten sind und selbstbestimmt ihren Platz eingenommen haben, werden einige wenige Hinweise gegeben:

- auf die Freiheit sich zu bewegen
- auf Impulse zu achten und ihnen zu folgen.

Die Sequenz mit dem zornigen Herzen zeigt einen persönlichen Prozess innerhalb des größeren Geschehens. Doch gerade dieser Prozess ist stellvertretend für uns Menschen.

Anfangsbild

Erde, weibliche Repräsentantin, hat sich zentral gestellt und blickt bewegungslos mit gerade gerichtetem Kopf nach oben zu einem Elektrokasten.

„Licht und Schatten faszinieren mich, doch man will etwas von mir, mir ist es ein besonderes Bedürfnis, der Menschheit das Licht zu zeigen."

Schaut wie gebannt nach oben auf den Lichtkasten und bewegt sich auch zwei Schritte darauf zu. Bleibt eine lange Zeit auf den Lichtkasten ausgerichtet stehen.

„Dass ich mich der Menschheit zuwende und sie tröste, das ist ganz selbstverständlich, eine ganz natürliche Regung in mir, doch das wirklich vorherrschende Anliegen ist es, immer wieder auf das Licht (sie deutet auf den Lichtkasten) zu zeigen und immer wieder darauf hinzuweisen."

(Sie sagt dies, ohne sich den anderen Teilnehmern zuzuwenden und sie einzubeziehen, und eine ganze Weile hält sie dies durch und starrt auf den Lichtkasten.)

FT berührt wortlos und unbeachtet eine Person aus dem Kreis, gibt ihr den Namen **Das Unbenannte** und bittet sie, den Platz selbst zu bestimmen. Von diesem Augenblick an wandert „das Unbenannte" durch den Raum, überall dorthin gerichtet, wo sich Veränderung zeigt. Es wird nicht beachtet, doch von dem Augenblick an löst sich die Erde aus der Hypnose, sie beginnt sich umzuwenden und zu bewegen.

Die aufgestellten RepräsentantInnen und auch die Repräsentantinnen des Außenkreises, die vorerst bewegungslos waren, beginnen sich erst jetzt langsam aus der Starre zu lösen.

Nach einer Weile wendet sich die **Erde** an d**as Herz der Menschheit**; er steht links von ihr außerhalb des Kreises.

Erde *„Ich weiß auch, dass es da jemanden gibt, der mit mir hält, schon durch die Körperhaltung und durch die Öffnung, das entlastet mich, das ist wirklich eine Entlastung für mich, eine Öffnung."*

Jetzt schaut sich die **Erde** wirklich um: *„Ich bin mit allen verbunden, will mit allen in Kontakt sein, am besten gleichzeitig mit allen."*

Auf die Frage nach dem Befinden sagt die

Erde (ein wenig zögernd), dass sie sich gut fühlt: „- *außer der Bedrängnis, weil es mir scheint, dass alle von mir etwas wollen.*“

Menschheit (an der rechten Seite der Erde) sagt: „*Ich will unbedingt die Erde sehen, doch das ist so unendlich traurig, meine Trauer ist so groß, dass ich nur schreien möchte, ich muss mich setzen.*“ (Setzt sich auf den Boden und birgt den Kopf zwischen den Armen.)

Menschheit „*Es ist traurig, die Erde anzusehen, obwohl es gleichzeitig stabilisierend ist und Geborgenheit gibt. Die Erde ist so groß, auch deshalb muss ich mich niedersetzen, mich klein fühlen. Und auch der Kreis ist mir viel zu viel, all das Viele. Will nur klein sein. Klein sein und das alles nicht aushalten müssen, es war zunächst alles so groß und über ihn* (sie deutet auf **Herz der Erde**) *wurde es besser.*“

Herz der Menschheit (ein männlicher Repräsentant): „*Ich wollte diese Rolle nicht gerne übernehmen*“ (schaut gequält), „*ich habe gar nicht gut hineingefunden, zuerst war alles noch ganz statisch, wie ein starres System. Doch dann war um mich herum Bewegung und dann war da eine Bewegung, die mehr in mir war, aus mir kam, mehr aus dem Inneren kam als aus dem Äußeren, meine Hände waren dann so -*“ (hält seine Hände wie Schalen), „*als würde ich etwas entgegen nehmen, die Bewegung war wie von unten heraus, wie aus der Erde heraus und dann hoch in mir, und mir ging immer ein Satz durch den Kopf, ein Satz, der die katholische Messfeier eröffnet: ‚Gepriesen bist du Herr unser Gott, Schöpfer der Welt, du schenkst uns das Brot', usw. dann wurde es leichter, die Traurigkeit aber ist geblieben, doch sie war durchdrungen, offen nach oben und über mich hinaus. Es war so gut zu sehen, dass da Bewegung ist. Ich konnte nicht differenzieren wer, Wer' ist und es hatte auch wenig Bedeutung für mich, doch die Bewegung hat viel erleichtert. Es ist nun stimmiger und ich richte mich mehr und mehr auf. Diese Traurigkeit hat mit Schuld zu tun.*“

FT *„Hast du den Eindruck, dass du Schuld trägst oder übernommen hast?"*

Herz der Menschheit *„Ja, das kann sein, besser gesagt, die Schuld hat mich überfallen."*

Herz der Erde *„Ich war sehr beobachtend, und als immer mehr Menschen zur Erde kamen, fand ich das bedrohlich, ich habe mich dann hinter die Erde gestellt und wollte sie stärken, doch sie hat es gar nicht gebraucht. Dann ging ich zur Menschheit und stellte mich hinter sie."* (mit großer Dringlichkeit, wie ein Kind) *„Ich wollte unbedingt, dass die Menschheit mich anlächelt, sofort, es war wichtig für mich, dass ich dann nahe bei ihr gestanden bin, und es war so gut, von der Menschheit angenommen zu sein."*

Herz der Erde *„Ich wollte stärken und ich wollte ein Lächeln, ich wollte geben, alles auf einmal."*

Menschheit *„Ich brauche das alles gar nicht, mir war das Mitgefühl, das ich spüren konnte, wichtig, doch dann ist es auch schon genug."*

Eine der Teilnehmerinnen aus dem Kreis, die sich zuerst als menschliches Herz empfand, mutierte im Verlauf des Prozesses zum **zornigen Herzen** und kam dann zur Stille.

Zorniges Herz

„Ich bin ein menschliches Herz, mir war schon kurz nach Beginn so langweilig, alles war so süß, es hat sich nicht richtig angefühlt, es hat nicht gestimmt. Ich bin so sauer, mich schaut man nicht an. Ich bin so sauer auf den Schmerz, der nicht gesehen wird. Ich will die Wut nicht loslassen, niemand schaut den Schmerz an. Ich bin beleidigt, stur und sehr selbstgerecht. Ich will nicht verzeihen, denn das ist unverzeihlich. - Ich habe meine Kraft im Zorn gesucht und mich abgewendet, wo überhaupt bleibt hier die Kraft? Für mich habe ich die Kraft gespürt, doch sie war wie abgetrennt, ich gebe nichts von dieser meiner Kraft her, ich bin beleidigt."

FT *„Du sagst, du hast dich getrennt, dich weggewendet, du hast dies auch körperlich getan."*

Zorniges Herz *„Ich habe die Kraft gesucht und meinte, sie in der Wegwendung zu finden, da wurde es leichter. Bevor ich mein Leid spüre, gehe ich lieber in die Abwendung."*

FT *„Kannst du dich in die Mitte des Kreises stellen, so dass du den Boden gut unter deinen Sohlen spüren kannst?"* (**Zorniges Herz** stellt sich in die Mitte) *„Nimm wahr, wie sich das anfühlt."*

Zorniges Herz *„Ich bin einbetoniert und ich kann hier nicht weg, ich kann auch nicht schauen."* Eine Teilnehmerin aus dem Kreis, die sich als **menschliches Herz** versteht, wird gebeten, als **Ressource** einen Platz für sich zu finden.

Diese Ressource bewegt sich sehr behutsam um das **zornige Herz** herum und bleibt aufmerksam zugewandt und in höchster Präsenz. **Das zornige Herz** sieht aus wie ein Monument.

Lange Zeit ist Schweigen, und dann Bewegung, die langsam in Gang kommt, dann zur Flucht des **zornigen Herzens** wird und schlussendlich im liebevollen Gehaltenwerden und Sein endet, der Prozess dauert knapp zehn Minuten lang. Unterbrochen wurde die Sprachlosigkeit nur mit folgenden Worten der Begleitenden:

FT *„Sie ist auch da, wenn du abrückst."* Man hört Weinen.

FT *„Sie hält dich auch."* Man hört Bewegung.

Mit weicher Stimme sagt die Repräsentantin des mittlerweile ruhigen Herzens -**Zorniges Herz** mit neuem Namen **Stilles Herz:** *„Danke."*

Sie sagt es ihrer Ressource und der Gruppe.

FT *„Und spür nach, was jetzt in dir ist."*

Zorniges Herz – Stilles Herz *„Stille ist in mir, wie Zen-Stille."*

Während der zuletzt beschriebenen Phase erhob sich die **Menschheit** und es kam zu einer langsamen Annäherung von **Menschheit und Erde**, bis sie Hand in Hand stillstanden, umgeben vom Kreis aller RepräsentantInnen, die sich nahekamen und an den Händen hielten.

Reflexionen der TeilnehmerInnen

Die folgenden Aussagen wurden in der Nachbesprechung mitgeteilt und auch manchmal von mir interpretiert, dies im Sinne eines Beitrages, der angenommen werden kann oder nicht. Entsprechend der Mehrdeutigkeit hat diese Aufstellung für jeden Menschen eine andere Bedeutung.

TN aus dem umgebenden Kreis: *„Die Nähe zur Menschheit war so wie eine Mutter, die ihr erwachsenes Kind sieht und weiß, das muss es selbst bewältigen."* Nach einer Weile sagt sie sehr sinnend, *„Vertrauen war es, das ich gespürt habe, als das geschah, da stand auch die Menschheit auf* (die vorher gekauert war), *das nahm ich wahr und das Herz war klar.*

Zutrauen und Vertrauen stehen für mich im Mittelpunkt. Es gibt nichts zu verzeihen.“

TN aus dem Kreis: *„Ich wusste nicht, wer ich bin, und ich war voll der widersprüchlichsten Gefühle, gleichzeitig nahm ich mich wahr, als sei ich wie ein Fels, ein Stein, und ich hatte den Eindruck, sehr viel Raum einzunehmen, fast, als würde ich andere verdrängen, doch dann stellte sich ein Gefühl der Hoffnung und des Vertrauens ein. Das Gefühl der Zuversicht und der Festigkeit war sehr tröstlich und schön“.*

TN aus dem Kreis: *„Ich kam mir zunächst wie ein Planet vor und ich habe mich niedergesetzt, denn ich wollte wie ein Kind auf der Ebene der Menschheit sein, und ich habe mich gefragt, was können diese beiden, die Erde und die Menschen, daraus machen, was bringen sie in die Welt.“*

FT *„Eine gute Frage, dann wollen wir doch etwas daraus machen und sehen, was wir hier als Menschen auf die Erde bringen, was wollen wir aus den Gegebenheiten machen, ganz in unserer Gegenwärtigkeit. Wüssten wir alles vorher, so kämen wir noch mehr in Versuchung, alles festzulegen.“*

TN aus dem Kreis: *„Ich habe sehr tiefen Schmerz gespürt, Erde und Menschheit so zu sehen, und es wurde erst besser, als die Menschheit sich der Erde zuwandte. Dann, als die Menschheit aufstand, nachdem sie nahezu den ganzen Prozess hindurch gesessen war, dachte es in mir „Guten Morgen“, das war witzig, und du“* (deutet auf die Repräsentantin der **Menschheit**) *„hast deinen Platz gefunden, als du mit der Erde Hand in Hand gestanden bist.“*

Der Prozess entwickelte sich aus der Starre, die von der Erde und ihrer anfänglichen starren Ausrichtung auf das Licht (Lichtkasten) dominiert wurde, und führte in die Bewegung und allmählich in das mehr und mehr sich Differenzierende. Im Schlussbild stehen Erde und Menschheit Hand in Hand, neben ihnen die Herzen inmitten des nahen zusammengerückten Kreises.

Betrachtungen und Reflexionen zu Aufstellungen in diesem Kapitel

Empathie[3] im Rückblick auf die Erde-WIR Aufstellung im Großen Kreis:

Das Mitleid, das sich in der großen Erdaufstellung ansatzweise gezeigt hat, ist nicht hilfreich und es wurde ja auch nicht eingefordert. Mitleid wird oft scheel angesehen und dafür gibt es auch gute Gründe. Zum einem bestehen in hohem Maße sowohl die Gefahr der Überlastung als auch Tendenz zu Übergriffen, letzteres zur Selbstaufwertung. Das Erkennen des Unterschiedes und der Weg vom Mit-Leiden zum Mitgefühl ist also notwendig. Der Verlust des Mitgefühls steht für die Unfähigkeit, die Leiden anderer wahrzunehmen, und es ist wie ein Verlust des Selbst.

Voraussetzung für die empathische Haltung ist das Mitgefühl, die Zuwendung zu uns selbst. Dann kann aus dem Samen das in uns erblühen, was dem Wohle aller dient. Wir können uns dann verbinden, wenn wir Verbundenheit erfahren haben.

Frank M. Staemmler[4] beschreibt Empathie als dem Menschen innewohnend, als eine Fähigkeit, die jeder Mensch hat. Im Buddhismus werden Unwissenheit und Indolenz als Wurzel des Leids beschrieben und die sogenannte Metta-Meditation zur Erlangung liebender Güte ist eine Übung, die das Mitgefühl anspricht.

Ich jedoch möchte dazu einladen, das eigene Gewahrsein dem zuzuwenden, das jenseits der Selbstoptimierung liegt, weil diese oft zwanghaften Charakter hat. Ich will Gewahrsein üben, das in die Tiefe führt und die Menschen fähig macht, dem Leben zu begegnen und es kreativ zu gestalten, auch wenn die Wellen hochgehen. Im zweiten Teil des Buches finden Sie einen Text zum Thema Empathie.

Kleinformatige Aufstellungen versus große Aufstellungen

Eine Aufstellung zeigt in jedem Format, ob im großen Rahmen oder in langen, in kleinen, in dramatischen oder stillen Familienaufstellungen oder in Systemaufstellungen, die Verbundenheit. Liebe ist immer und in verschiedenster Form anwesend, selbst wenn sich Menschen als festgefroren und dumpf erleben. Wann immer Erkenntnis da ist, wann immer Neuschöpfung da ist, dann ist dies eine Form der Liebe. Was wollen Menschen auf die Erde bringen? Dies ist eine wirklich gute Frage! Aber darüber hinaus sind auch folgende Fragen zu stellen:

- Wie stark ist die Erkenntnis der notwendigen Veränderungen?
- Wie groß ist die Flexibilität, mit der auf Ereignisse reagiert werden kann bzw. es gewollt wird?
- Welche Risiken sind damit verbunden, die Augen zu verschließen? Verschließt man die Augen, weil man glaubt, der Komplexität nicht mehr gewachsen zu sein?

Wenn ja, dann braucht es genau die Qualitäten, die immer wieder im Zentrum der Erdaufstellung benannt und auf die eine oder andere Art erlebt wurden:

- die Erkenntnis von Licht und Schatten,
- klein sein zu dürfen angesichts des Großen,
- Zorn, Wandlung, Hoffnung, immer wieder Wandlung,
- unsere Größe,
- Licht, Zuversicht, Vertrauen,
- die Festigkeit der Steine,
- den eigenen Weg gehen und Neugeburt.

Nach Aufstellungen dieser Art wird es häufig gar nicht gewünscht, sich zu entrollen, doch es ist wichtig zu unterscheiden, was stärkt, was Sicherheit gibt, und wovon man sich gerne entrollt. Wir haben die Erde in uns, mit all den Bedeutungen, die wir ihr geben, doch wir sind hier als Menschen mit allen Werten und all unseren Wahrnehmungsebenen. Und wir haben die Erde in den Knochen.

Reflexion der Repräsentantin der Menschheit[5]

„Ich möchte etwas zur Erde sagen, weil die Erde von Kind an Teil meines Lebens war, das vertrauteste Element von allen, neben dem Wasser. Ich bin auf einem Bauernhof aufgewachsen, mit Tieren, Pflanzen und der Erde. Die Erde ist etwas Besonderes, gerade für uns Bauern ist sie die Lebensgrundlage, es gibt nichts Schöneres als über die Erde zu gehen, sie unter den Füßen zu spüren, dann mit den Händen darin zu wühlen, man kann sie sogar kosten, sie schmeckt einfach erdig. Wenn man rote Rüben roh isst, dann schmeckt man diese Erde besonders gut. Es hat etwas wirklich Befriedigendes, die Erde zu bearbeiten, zu hacken, umzugraben, man sieht die Krümelstruktur, die Würmer, die jeweilige Beschaffenheit. Die Erde ist ein Wunder, weil sie Leben hervorbringt. Es gibt so verschiedene Erden, man greift es sofort, ob die Erde fruchtbar ist oder kaum mehr Leben in sich hat. Als Kinder sind wir beim Kartoffelernten mitgelaufen und haben die ganz großen Kartoffeln herausgepickt. Wir waren ganz stolz, dass wir Kinder diese ERDÄPFEL einsammeln durften.

Oft, wenn ich traurig war, mich einsam gefühlt habe, dann habe ich mich ins Gras gelegt und die Erde gespürt, ich habe die Käfer beobachtet, die Katzen gestreichelt, und mit dem Rücken auf der Erde in den Himmel geschaut. Das verbindet und macht wieder ruhiger, weil ich mich getragen fühle.

Wenn ich mich als Kind an einem Baum gelehnt habe, dann habe ich gespürt, dass der Baum auch ein Teil von mir ist, wenn ich ein Tier gestreichelt habe, war das Tier auch ein Teil von mir. Wenn ich jetzt ein

Mensch bin, dann muss ich all die anderen Wesen schon mal gewesen sein, eine Pflanze, ein Baum, ein Tier, wie sonst hätte ich das fühlen können, was ich gefühlt habe, diese große Verbundenheit, diese Einheit und diese Liebe zu all diesen Wesen. Die Schönheit der Natur war jeden Tag allgegenwärtig. Ich liebe es die Erde mit bloßen Händen anzugreifen, Handschuhe sind irgendwie komisch, man macht sich nicht schmutzig, klar, aber man spürt die Erde gleich viel weniger.

Die Erde ist das, was uns trägt, ernährt, überhaupt leben lässt, ich weiß nicht, ob den Menschen das klar ist, wie sehr wir mit der Erde verbunden und von ihr abhängig sind. Es ist wie mit der Nabelschnur bei Neugeborenen, nur dass man die Nabelschnur mit der Erde nicht durchtrennen kann, mit der Mutter kann man es machen, um ein eigenes Wesen zu werden, mit der Erde bleiben wir verbunden, auch wenn wir es nicht merken. Die Erde ist in uns, unter uns und um uns herum. Alles was uns am Leben hält, hat mit der Erde zu tun, die Nahrung wächst in und auf der Erde. Heilige Erde, ich habe die Indianer mit ihrem Wissen und ihren Einsichten zur Erde immer bewundert. Kann ein Stück Land wirklich jemandem gehören, vorübergehend ja, wenn es von Bauern bearbeitet wird, aber das alles vergeht, die Menschen sterben und der nächste bearbeitet das Stück Land, es ist nur vorübergehend. Im Grunde bleibt die Erde, sie ist immer da, nur die vermeintlichen Besitzer wechseln und dann werden sie selber wieder zu Erde oder Asche, aber was ist das anderes als Erde. Die Erde gehört der Erde. Das Land gehört allen Lebewesen und alle haben das gleiche Recht darauf zu leben. Viele Menschen wollen ein Stück Land haben, es mag das Gefühl des Getragen-Werdens sein, durch das dieses Bedürfnis ausgelöst wird, vielleicht auch das Besitzdenken: „Es gehört mir". Vielleicht aber wissen wir instinktiv, dass wir eines Tages wieder zur Erde zurückkehren müssen. In der chinesischen Schule hat man lange darüber diskutiert, welches Element wohl das Wichtigste ist, und man hat sich letztendlich auf die Erde geeinigt. Die Erde ist die Mitte, ohne Erde ist der Geist, die Luft nicht verankert, ohne Erde kann das Wasser nicht gehalten werden und wird zur reißenden Flut, ohne

Erde hat auch das Feuer keinen Grund zu brennen, das Feuer hinterlässt eine verbrannte Erde, aber die Erde kann daraus wieder etwas Fruchtbares gestalten und hervorbringen, ohne Erde kann sich das Holz nicht verankern, die Bäume nicht, die Pflanzen nicht, ohne Erde könnten selbst die Wesen des Himmels und der Lüfte keinen Ankerplatz finden. Die Erde ist die Mitte, um die Erde herum gestaltet sich alles. Wir sind aus Erde gemacht".

Aus der Getrenntheit zur Verbundenheit - Das Zornige Herz:

Das zornige Herz lebt seine Kraft in der Isolation, im Abgewandt-Sein, eine Kraft des Festhaltens, des Nicht-Teilen-Wollens, der Trennung und des Strafens. Diese Kraft kommt aus dem Zorn und dem Schmerz, des Nicht-Gesehen- und Nicht-Erkannt-Werdens. Es ist eine Kraft der Versteinerung, eine Kraft, die weder nach innen noch nach außen geht. Es ist dies eine Kraft, die jeglicher Bewegung abhold ist und die ein starres Nein dem Leben gegenüber ist.

Erlösung kommt über Behutsamkeit, Achtsamkeit, Langmut und über die mitfühlende Gegenwärtigkeit, mit der Schmerz gesehen wird. Die Zartheit der Berührung, über das Präsent-Bleiben, auch wenn vorerst Zurückweisung geschieht. Die Erlösung kommt über die Stille, die sich im Raum ausbreitet. Stille der Präsenz. Dann kann die Lebendigkeit der Stille wahrgenommen werden. „Ich", sagte die Repräsentantin, „nenne das Zen Stille."

Das ist die Fülle der Leere und die Leere der Fülle.

Abschließende Meditation – Bei mir ankommen

Übung im Liegen

(als Variante: Gehmeditation - Mit jedem Schritt ankommen)

Du nimmst dir die Zeit, eine Haltung einzunehmen, in der du dich mit aufrechter Wirbelsäule wohl fühlen kannst, sodass dein Becken den Kontakt mit der Unterlage gut spüren kann und deine Beine gekreuzt sind. Du achtest darauf, dass du in diesem Zustand eine Weile bleiben kannst, ohne dich unbehaglich zu fühlen. Es geht nicht darum, gegen körperlichen Schmerz ankämpfen zu müssen, es geht vielmehr darum, zur Ruhe zu kommen, und manchmal ist Unterstützung des Kreuzbeines hilfreich.

Nimm dir wirklich Zeit, eine Haltung zu wählen, die dir angenehm ist.

Dies ist eine Übung, die dich mit deinem Zentrum verbindet und in deine Balance bringt.

Und du achtest auf deinen Atem, so wie er gerade jetzt ist, - ohne die Absicht, etwas zu verändern.

Du schenkst dir liebevolle Aufmerksamkeit - wie auch immer der Atem fließt. Seicht oder kraftvoll, schwer oder leicht, ohne zu werten, ohne zu urteilen, ganz in freundlicher Betrachtung der sanften Veränderung, die deinem Atemfluss geschieht.

Wie auch immer dein Atem fließt, nichts ist zu tun, nichts zu erreichen, entspannt und aufmerksam. Nichts ist zu tun.

Der Atem fließt, mag sein, dass das Loslassen mit dem Ausatmen möglich ist.

Du bist zentriert, bewusst und verbunden. Mag sein, dass du ein Mehr an Energie mit dem Einatmen erfährst.

Du kannst spüren, was es in dir auslöst, wenn dein Bewusstsein vom Hals und von den Schultern langsam abwärts sinkt und sich am Grund deines Beckens niederlässt.

Du gibst dir Zeit für diese Erfahrung deiner Körperlichkeit, der Erfahrung des bei dir Zuhause-Seins, des sich Niederlassens am Grund deines Beckens, ganz am Grund deines Beckens. Es mag sein, dass sich der Atemfluss nun verändert. Du gibst dir Zeit dafür, gibst dir liebevolle Aufmerksamkeit, um diese Veränderung wahrzunehmen.

Der Atem bringt dich ganz in die Gegenwart, bringt dich ganz in dein Sein, dein grundlegendes Sein. Ganz verbunden und in der Gegenwart. Und es mag sein, dass du diese Zentriertheit, diese Präsenz genießt.

Während du ganz bei dir bist, dich in deinem Atem niederlässt, spürst du auch die Ausrichtung deiner Wirbelsäule, voller innerer Beweglichkeit, ganz weiche Lebendigkeit und ganz licht. Diese Lebendigkeit, die ohne jegliche Anstrengung ist, macht es dir möglich, dir einen Faden angebunden an deinem Scheitelpunkt vorzustellen, der Hals und Kopf sanft nach oben zieht. Diese leise Bewegung bewirkt wahrscheinlich auch, dass sich dein gesamter Brustraum weitet und deine Schultern sich heben.

Du gibst dir Zeit, um in deiner Wirbelsäule auf und ab zu atmen und um diesem tiefen körperlichen Wissen um Beweglichkeit und Lebendigkeit Achtung und Beachtung zu schenken. Sei ganz mit dir, und wenn Gedanken oder Gefühle dich wegholen, so kehre wieder um und gib dich ganz der Erfahrung des Atmens hin.

Folge mit freundlicher Aufmerksamkeit der leichten Aufwärtsbewegung beim Einatmen und der Hingabe beim Ausatmen. Du atmest auf und ab durch die Wirbelsäule, gibst dich ganz dieser angenehmen Empfindung hin, dieser Energie, die so ganz anders ist als eine Anspannung der Muskeln.

Am Grund deines Beckens, zwischen dem Geschlechtsbereich und dem Anus, atmest du die Kraft der Erde ein und ziehst sie durch die Wirbelsäule nach oben. Und während diese Energie durch deine Wirbelsäule auf und ab strömt, sagst du dir einige freundliche Worte, so als würdest du dir zu einem großen Fest deine liebevollsten Wünsche ausdrücken. Vielleicht wünschst du dir einfach Freude, Klarheit oder Selbstliebe, vielleicht ist es Friede des Herzens oder tiefes Wissen, du kannst es dir mit der inneren Stimme sagen:

"Ich wünsche dir Freude für den Weg, ich wünsche dir Klarheit für den Weg, ich wünsche dir tiefes Wissen, das dir auf deinem Weg zukommt."

Dein Atem fließt und du bist nun eingestimmt auf die Leichtigkeit in dir und während du dich der Empfindung hingibst, dass wirklich nichts zu tun ist, wirken die guten Wünsche in dir nach. Noch tiefer kommst du in dein Gewahrsein. Nichts ist zu tun, dein Geist lässt all das los, das sich zwischen dich und dich stellen will, und so gleitest du mit deinem Atemstrom mühelos ganz in deine Tiefe und darüber hinaus in den Raum der Zeitlosigkeit, und es ist wunderbar, in diesem Bewusstsein zu ruhen, dich hinzugeben. Bewusst-Sein, dass du vielleicht schon früher erfahren hast, von dem du eine Ahnung hast - oder noch mehr als Ahnung, mag sein eine lebendige Erinnerung an Stille und Leichtigkeit, an Frieden mit dir selbst, an Frische und Lebenskraft.

Während du mit deiner Erfahrung ganz verbunden bleibst, spürst du nach, wo in deinem Körper der Ort der Zentriertheit ist. Wo spürst du dich am meisten, dabei achtest du ganz besonders auf den Raum zwischen dem Hals und dem Ansatz der Beine. Wo ist dieser Ort in Dir? Er kann sich auch in einem anderen Bereich deines Körpers finden lassen, in der Kniekehle, im kleinen Finger. Wo ist deine Quelle und wenn du jemandem etwas sagen möchtest, wenn du eine Sprache für etwas finden möchtest, wo ist dann dieses Zentrum, von dem aus du sprechen möchtest?

Du kannst deine Hände an diese Stelle legen, so liebevoll, wie du jemanden berührst, dem du einfach zugetan bist, den du von ganzem Herzen liebst. Du tust dies in der Absicht, dieses Zentrum, diese Quelle, dieses tiefe Gewahrsein in dir zu berühren und zu wecken.

Und während der Atem durch den Körper strömt und die Energie auf und ab wandert, dein Brustraum sich weitet, spürst du die tiefe Beziehung von dir zu dir selbst.

Vielleicht möchtest du dir manchmal mit dem Einatmen sagen:

„Ich bin zuhause,“

und mit dem Ausatmen

„BEI MIR“.

Du holst nun ganz tief Atem und beginnst ganz langsam, dich zu bewegen, zu strecken, mit dem Bild einer Katze oder eines Leoparden, wenn du magst. So wie eine Blume sich öffnet, so öffnest du ganz langsam die Augen.... Du siehst die Menschen um dich herum, du siehst Farben und Formen, und du dankst dir für die Achtsamkeit, die du dir geschenkt hast.

Zusammenfassung zum Element Erde

Mythos, Körper, Psyche

Gaia, Mutter aller Götter, Urmutter, die alles hervorbringt, wieder zu sich nimmt und wieder neu hervorbringt; die erste und einzige, die aus dem Chaos entstand; die Erde ein eigenwilliges Wesen namens Gaia; Demeter, griechische Göttin der Fruchtbarkeit der Erde;

Geb, altägyptischer Erdgott, Mann der Himmelsgöttin Nut; sie zeugten Osiris (Gott des Jenseits).

Ankommen im Leben; getragen werden; die Beziehung einer Mutter zu ihrem Kind. Vertrauen und Sicherheit, Nahrung im Sinne der körperlichen Ernährung, Genährt-Sein im Sinne des Geistes und der Seele.

Kaum sichtbar sein, abgewendet oder zentral? Sicher, unsicher, zittrig, zugewandt, sich abwendend, kraftvoll, aufrecht, gebeugt, schief, starr, bewegt.

Aufmerksam, wach, zugewandt im Sinne von Kontakt, kontrollierend, eingebunden, gesehen, Zustimmung erfahrend, Ablehnung erfahrend, sich abwendend, unruhig.

Fragestellungen bei Aufstellungen:

Wo ist mein Platz im System? Wo und wie ist der Platz im Leben, in der Familie, in der Gesellschaft? Was kann ich nehmen, wie hindere ich mich daran zu nehmen? Welche Loyalitäten hindern mich in die Autonomie zu kommen? Themen wie Erfolg, Misserfolg; Fest- Gebunden-Sein im Gegensatz zur Bindungsfreude; Kritiksucht vs. Toleranz.

In Organisationen: Den eigenen Platz finden, anderen ihren Platz lassen, Teambildung

Mögliche Aufstellungsformate:

Familienaufstellung

Organisationsaufstellung

Ich und die Erde (Siehe Beispiel der Aufstellung)

Zielannäherungsaufstellung

Die Erde.... aus der Sicht *Nachdenklicher Hühner*.[6]

Als sie erfuhren, die Erde sei rund wie ein Ball und kreise mit höchster Geschwindigkeit durchs All, begannen die Hühner, sich Sorgen zu machen und wurden von heftigem Schwindel ergriffen. Sie torkelten wie betrunken über die Wiesen und konnten sich nur auf Beinen halten, indem sie einander stützten. Das schlaueste Huhn machte den Vorschlag, sich einen ruhigeren Platz zu suchen, möglichst quadratisch.

Luigi Malerba

Das Element Wasser

Fokus auf die Themen:

Ich und Du, Sprache des Herzens und die Bedingungen des Lebens

„Nicht Hammerhiebe, sondern der Tanz des Wassers rundet den Kiesel zur Schönheit.“

Rabindranath Tagore[7]

Wären wir Menschen Kiesel, so würde das Wasser uns aneinander reiben und wir würden uns gegenseitig runden. Wir würden vom Wasser und in der Gegenseitigkeit bewegt und geschliffen werden und manchmal wäre es hart. Rund-Werden braucht Zeit und ein DU.

Das Ich entsteht am Du, dies kann in Anlehnung an Martin Bubers Schriften zum Dialogischen Prinzip[8] verstanden werden. Es geht in diesem Kapitel um Kommunikation, die wesentlich das Zustandekommen von gelingenden Paarbeziehungen und gesunder Gemeinschaftlichkeit bedeutet. Ist es Schlagabtausch oder sind wir im Dialog? Gelingen entsteht durch Offenheit und zugewandte innere Haltung.

„ICH“ ist als Einzelwesen im Dialog mit sich zu verstehen, die Reflexionsebene bedingt ein inneres DU.

„ICH“, als Einzelwesen eingebunden in ein soziales System mit vielen DUs.

Die Sprache des Herzens und die Bedingungen des Lebens

Wie kann eine innere Haltung entstehen, die Kontakt, Nähe und Herzlichkeit fördert?

Das Erkennen hinderlicher innerer Strukturen, die nicht als Gegebenheiten hingenommen werden müssen, ist Voraussetzung. Dazu gehört das Erkennen von destruktiven Loyalitäten, die manchmal der Wandlungsfähigkeit im Wege stehen.

Der Sprache des Herzens nähern wir uns über innere Dialoge an. Der Einbezug des Herzens ermöglicht einen anderen Zugang zu sich und zu einem anderen Wesen. Der Einbezug des Herzens kann uns einen Zugang, im Sinne von Akzeptanz und Weite, zu den Bedingungen des Lebens erschließen.

Im Teil 2 findet sich der vollständige Text „Dialog des Herzens" und auch Betrachtungen zum Thema Empathie.

Wasser verbindet uns mit Strömen, mit Sprudeln, Größe, Weite, mit dem Umgang mit Widerstand, vom Kleinen ins Große, mit dem Flow. Dieses „Sich Bewegen Lassen" stelle ich ins Zentrum einer meditativen und reflexiven Erfahrung der Qualitäten des Wassers.

Meditation und geleitete Imagination - Wasser

Musikempfehlung: CD 4 Elemente, Element Wasser, Michael Nyman: Filmmusik aus „Das Piano“

Du verbindest dich in deiner Vorstellung und über deinen Atem mit allen Gewässern der Erde. Der Atem des Wassers: du atmest über die Nase ein und den Mund aus, du atmest ganz bewusst sieben Atemzüge lang den Atem des Wassers.

Wasser – was siehst du vor deinen inneren Augen, was bedeutet Wasser für dich? Eine kleine Pfütze, die der letzte Regen in den Straßen und auf den Wegen hinterlassen hat, in denen sich noch schimmernde Kreise von Öl zeigen?

Ist es ein Ozean mit seiner Weite und seiner gewaltigen Kraft? Erinnerst du das Nahen des Regens, die ersten Tropfen? Siehst du vor deinen inneren Augen die Wolken, spürst du den Wind, der Regen verspricht?

Du kennst das Geräusch des Regens, der an die Fensterscheiben klopft oder trommelt. Du kennst den Geruch des Regens, weißt um die Feuchtigkeit, die er der Erde schenkt und Blumen in ihrer Anmut und Getreide wachsen lässt.

Du kannst dich in deiner Vorstellung mit den Flüssen dieser Erde verbinden, Flüsse, die wie Blutgefäße die Erde durchströmen, große Gefäße, kleinste Verästelungen. Flüsse, die sich ins Meer verströmen.

Mag sein, dir kommt das Bild einer Quelle in den Sinn, die hoch oben in den Bergen aus der Erde sprudelt, oder dass sich ein Bächlein mit anderen Bächen verbindet, anwächst und zu einem großen Fluss wird, der dem Meer zustrebt.

Meere, die freundlich und warm sind und dich einladen, in ihrer Kraft und Schönheit. Dir ist auch bewusst, dass es Meere gibt, die eisig sind. Wasser, so viel mehr als Land.

Welche inneren Bilder oder Geräusche verbindest du mit Wasser? Ist es ein eisiges Meer mit seinen treibenden Eisbergen, hörst du die kalbenden Gletscher, siehst du den grauen Ozean ins Grau des Himmels fließen oder ist dein Ozean ein Meer, das sich von den verschiedensten Blautönen ins Blau des Himmels ergießt, das Meer, das die Sonne spiegelt und dich mit Freude erfüllt?

Vielleicht stehst du an einer Quelle, die aus dem Boden quillt und dich mit ihrem Klang entzückt, mit ihrer Frische erfreut, die vielleicht sogar ein kleines Becken bildet? Wasser, das du trinken kannst, Wasser, das nicht allen Menschen in dieser Fülle gegeben ist. Dankbarkeit.

Oder du stehst vor einem Wasserfall, der aus der Höhe herab donnert? Kein anderes Geräusch gelangt an dein Ohr, nur das Tosen, und du gibst dich dem hin und so kann es geschehen, dass du im Gegensatz dazu die Stille in dir wahrnimmst.

Vielleicht jedoch gehst du in deiner Vorstellung einen Fluss entlang, du begleitest ihn auf seinem Weg zum Meer und wirst von ihm begleitet. Und auch hier hörst du die Stimme des Wassers, leise plätschernd, ganz zärtlich, murmelnd oder vielleicht sogar laut und am Ufer anbrandend, du siehst dem Fließen des Wassers zu, siehst, wie es das Ufer berührt, und du nimmst wahr, wie mühelos das Wasser Hindernisse umspült, im umrundenden Kontakt mit den Steinen, die dem Strömen entgegenwirken.

Wasser zeigt dir die Qualität der Mühelosigkeit. Du atmest im Einklang mit dem Geräusch des strömenden Wassers und es mag sein, dass du an dieser Mühelosigkeit teilhast mit deinem Körper und mit deinem ganzen Empfinden.

Manchmal trödelt das Wasser in einer kleinen Bucht, berührt die Steine und den Sand des Ufers, vielleicht möchtest du deine Hand oder den Fuß ins Wasser strecken, um das Wasser zu spüren, vielleicht möchtest du dich, wenn der Bach schon zum Fluss geworden ist, vom Wasser tragen lassen, um von der Mühelosigkeit zu kosten und die Kraft zu spüren. Du drehst dich, erinnerst dich an die Purzelbäume, die du als Kind im Wasser gemacht hast, und du lässt dich treiben, fast schwebend bist du, wenn du dich mit dem Wasser bewegst.

Du kennst auch andere Qualitäten des Wassers. Zum Beispiel, wenn das Wasser das Land überschwemmt, so wie auch du manchmal von Gefühlen überschwemmt oder gar fortgerissen wirst und dann irgendwo landest.

Du weißt, wenn du dich vom Wasser weitertragen lässt, dann gelangst du zum Meer und dort wirst du den weiten Horizont sehen und die Kraft des Wassers wird sich dir zeigen. Spüre nach, welche Qualität des Wassers dir vertraut ist, welche der Qualitäten des Wassers dich jetzt anspricht. Schenke dir freundliche Aufmerksamkeit, wenn du dem nachspürst.

Wenn du dich in die Qualität des Wassers hineinspürst, wie fühlt sich dein Körper an? Wie fühlt sich dein Gewebe an, wie deine Knochen, wie fließt dein Atem? Wie bist du mit dir verbunden? Gibt es eine Bezeichnung für die Gefühle, die dich durchströmen?

Bleib in der Mühelosigkeit, oder nimm anderes wahr. Suche nicht, lass dich von den Worten finden, suche nicht. Kannst du diese Form des

Sich-Finden-Lassens annehmen, oder taucht etwas auf, das dich daran hindert? Nimm es kurz zur Kenntnis und kehre in den Atem, in das Gleiten, zur Qualität deines Wassers zurück. Wasser ist ein hoher Anteil in dir, und ein hoher Anteil auf unserem Planeten, unserem blauen Planeten.

Wasser - überwältigend, grausam, sanft, sprudelnd, mühelos fließend, unterschiedlich, heilsam, reinigend, unersetzlich und still zusammenführend. Denke an einen stillen See in den Bergen, sieh die spiegelglatte Oberfläche, wirf einen Stein hinein und beobachte die sich ausbreitenden Kreise. Welche Gedanken kommen dir zu diesem Element? Welche Qualität entspricht dir jetzt, welche Qualität erlebst du als heilsam, welchen Bereichen deines Lebens würde dies zu Gute kommen? Du weißt, dass der Fluss ins Meer mündet, in das große Vereinende, das an der Oberfläche so wild und fordernd sein kann und in der Tiefe still. Wenn dich etwas erreicht hat, das du integrieren möchtest, dann setz dich still hin und mach dir Aufzeichnungen, oder sei einfach mit dir, um es später in dein Leben zu integrieren.

Bewegte Meditation zum Element Wasser

♫ Musikempfehlung: Zum Beispiel - Heilmusik Pentatonische Musik

Spiegel im Spiegel, Arvo Pärt - Gideon Kremer und Naoko Yoshino

Sitting on the Docks, El Noi de la Mare, Arianna Savall

Du beginnst die Qualität des Wassers langsam in Bewegung umzusetzen. Du stellst deine Sohlen auf den Boden und erhebst dich.

Suche dir einen Ort, an dem du ausreichend Raum um dich herum findest. Du nimmst dich in deiner Körperlichkeit wahr und beginnst allmählich, einen Fuß vor den anderen zu stellen. Es mag sein, dass deine Bewegungen anfänglich noch ein wenig steif sind, doch wie auch immer deine Bewegungen sind, du nimmst sie einfach zur Kenntnis, während du dir die folgenden Fragen stellst:

Wie bewege ich mich?

Was bewegt mich?

Bin ich im Fluss?

Erlebe ich Stocken und Zaudern in mir?

Während du dich durch den Raum bewegst, auch getragen von der Musik, nimmst du dich in deiner Leiblichkeit wahr.

Wer bin ich und was bin ich, wie erfahre ich mich?

Welches Bild von mir habe ich, ausgelöst durch mein körperliches Erleben?

Bin ich ein trüber Tümpel?

Bin ich ein stiller träumender Teich?

Bin ich Gischt?

Bin ich Kraft? Erfahre dich in deiner Kraft.

Bin ich eisig still? Was macht mich eisig?

Bin ich an meinen Rändern gehalten von der Erde,

oder bin ich eingezwängt in ein Uferkorsett aus Beton, das mir nicht entspricht?

Wie bewege ich mich auf jemanden zu?

Worauf bewege ich mich zu?

Wie begegne ich dir? Wie möchte ich dir begegnen?

Will ich dich bewegen, will ich mich von dir bewegen lassen?

Wie bewege ich mich, während du mir begegnest?

Begegne ich klar oder verfließe ich mit dir, so dass ich mir das Risiko erspare, dich zu sehen und zu erkennen?

Begegne ich freundlich oder distanziert?

Aufstellung ICH – Wasser

Aufstellung für **Maria** mit ihrem Thema und einer bestimmten Qualität des Wassers.

FT = LP (Franziska Tillmanns)

I ICH (Maria)

W Wasser

In weiterer Folge dazugestellt:

GU Das Größere

SCH Die Schleuse

Die TeilnehmerInnen entscheiden sich zum Beobachten von:

BK Körper

BG Gefühlsäußerungen und

BA atmosphärische Wahrnehmung.

Kurzes Vorgespräch mit der Teilnehmerin **Maria**, die ein Anliegen bringt.

FT *„Welche Qualität des Wassers hat dich angesprochen?“*

Maria *„Ich kann es nicht genau sagen, es hat mich so vieles angesprochen, doch ich glaube, dass es die reinigende Qualität ist, die ich am meisten brauchen kann.“*

FT *„Möchtest du sagen, wovon du dich reinigen oder befreien möchtest.“*

Maria *„Ja, „das möchte ich. Ich bin zurzeit voller Ärger, ich kann es mir nicht recht machen und andere können es mir auch nicht recht machen. Ich bin sehr wertend. Es ist wie ein Rückfall, ich war schon einmal weiter. Doch jetzt möchte ich gar nichts mehr sagen, ich möchte einfach in mich schauen und erkennen, ohne groß denken zu müssen, ich bin so müde vom Denken, das mache ich dauernd.“*

FT *„Gut dann schauen wir uns das an“.*

Prozess der Aufstellung ICH – WASSER

Maria wählt eine Repräsentantin für sich als **Ich** **I**

und eine für das Wasser **W**

Qualität Reinigung wird als vorläufiger Arbeitstitel angenommen.

Wenn Maria während der Aufstellung als Person angesprochen wird, dann wird immer der volle Name geschrieben.

Sie stellt die beiden Repräsentantinnen einander gegenüber auf.

I (steht mit gesenktem Kopf): *„Ich fühle mich sehr bedrückt und möchte gar nicht aufschauen.“*

W steht aufrecht und schaut gelangweilt, dreht sich dann um und sieht in die andere Richtung zum Fenster.

> *„Ich möchte in die Weite schauen, dahin, wo es weit und licht ist, es ist, als ob ich Schleusen öffnen möchte, da ist kein Leben, die Fische können nicht schwimmen, wenn ich* **M** *ansehe werde ich ärgerlich, so wie sie schaut, bzw. nicht schaut."*

I ist ein Bild der Resignation und schaut zu Boden.

W versucht immer wieder vergeblich in Kontakt zu kommen, über Bewegung, über Berührung, jedoch ohne Worte, dann gibt sie auf.

(Man kann erkennen, dass die Gruppe genervt ist)

W *„Was ich auch mache, es ist ohne Wirkung."*

Zuckt mit den Achseln.

FT wendet sich an die Gruppe und fragt, ob jemand eine Idee hat, es kommt keine Reaktion.

W *sagt ganz ruhig und leise:*

> *„Da wo ich so gerne hinschaue ist etwas Größeres, das würde ich gerne sehen, das ist auch wichtig."*

Maria wird gebeten, das unnennbare Größere **GU** aufzustellen. Sie stellt es an den zuvor vom Wasser angedeuteten Platz.

I (schaut spontan auf, deutet auf das Größere **GU** und sagt:

> *„Da schau ich gerne hin, das Wasser ist so streng."*

Das Wasser hat sich so gestellt, dass sie mit der linken Hand auf I und mit der anderen Hand auf das Große Unnennbare weist.

W *„Ich will immer noch eine Schleuse öffnen,* (deutet auf **I**) *ich lass mich nicht täuschen.*

Auf die Frage, wo sich die Schleuse denn befinde, weist sie auf einen Platz zwischen sich und die Repräsentantin des Ich´s

GU *sagt währenddessen:*

„Ich atme und das kommt von ganz alleine, mühelos.“

Maria stellt eine Repräsentantin für die Schleuse **SCH** zwischen die Repräsentantin von Maria und dem Wasser.

SCH schüttelt den Kopf nachdem sie aufgestellt ist und stellt sich nach rechts außen, so dass sich ein Dreieck bildet:

„Ich will, dass ihr mich beide anseht, dazwischen geht das nicht.“

(Sehr fordernd).

„Ich will endlich gesehen werden.“

I zwischen Ärger und Weinen – sagt dann:

„Ich sehe dich doch, du hast mich nicht gesehen, du warst ja gar nicht da.“

Maria, die das Anliegen brachte, weint auch und sagt: *„Meine Mutter hat ganz kurz nach meiner Geburt wieder gearbeitet.“*

W geht spontan auf **I** zu, stellt sich an ihre Seite:

„Ich sehe dich und ich mag dich, bereits – jetzt, ich zeig dir etwas“, weist auf das Größere Unbenannte. *„Schau hin.“*

Sie stehen nun eng nebeneinander, sehen sich freundlich an und schauen dann beide mit großer Intensität auf das **Größere Unbenannte**. Während des folgenden Prozesses bleibt das Wasser immer neben der Repräsentantin von **Maria**.

GU lächelt sehr ruhig, atmet ganz deutlich sichtbar und vermittelt schweigend Freude an der Begegnung.

I wendet den Kopf zur Schleuse, bzw. Mutter, die sie nun sieht:

„Ich bemühe mich nun nicht mehr so sehr und dann muss ich mich auch nicht so ärgern.“

GU *„Ich bin nicht der Weisheit letzter Schluss, von mir aus geht es noch weiter, doch ich fühle mich so, wie soll ich sagen, so pur. Ich bin einfach – ohne Erwartung. Wenn ihr zu mir seht oder in meine Richtung, dann ist das gut und schön, doch mir zuliebe muss es nicht sein.“*

FT bittet Maria in das Bild herein, um sie vor ihre Repräsentantin zu stellen. Die beiden sehen sich an, bleiben eine Weile in Augenkontakt, halten sich kurz an den Händen und tauschen dann den Platz.

FT wendet sich an das Größere **GU**: *„Wenn Du Maria ein Geschenk geben würdest, welches wäre es?“*

GU *„Ich mag den Titel oder die Qualität „das Größere“ gar nicht. Ich bin einfach, das kann ich schenken. Maria, ich schenke dir das einfache* und mühelose Sein.“

Maria formt die Hände zu Schalen und das Größere **GU** zeigt mit den Händen die Geste des “Fließenlassens“.

Maria *„Ich möchte nochmals zur Mutter schauen, oder zur Schleuse.“* (lacht und bewegt sich ein wenig zurück in **Richtung Mutter**)

Die beiden sehen sich eine Weile an. Die Mutter, vormals Schleuse, nickt und sagt: *„Für mich war das auch schade, und wenn ich dich so anschaue, dann bin ich stolz auf dich.“*

Maria *„Das tut mir gut, dann war ich nicht so alleine mit meinem „Schade", meinem Schmerz, danke."*

FT *„Sag deiner Mutter: Auch wenn du mich damals nicht gesehen hast, so bin ich doch die, die ich bin und ich bin es gerne."*

Maria wiederholt diesen Satz und es ist zu sehen und zu spüren, dass sie es gerne sagt, und nochmals sagt sie:

„Danke", sie verweilt ein wenig, *„und jetzt schau ich weiter"*. Sehr aufgerichtet.

Maria bewegt sich langsam und selbstbewusst auf das **Größere Unbenannte** zu, das Wasser schließt sich an, mit den Worten:

„Ich geh mit Dir."

Alle mit dem Blick in die Weite

Maria wird nun gebeten, den Platz des **Größeren Unbenannten** einzunehmen, das nun den Titel **„Einfach sein"** trägt, und sich darauf ein zu spüren. Sie ist einfach.

Noch einmal tauscht sie Platz mit ihrer Repräsentantin und meint dann, dass sie mit dieser Haltung und Ausrichtung auf die Weite sehr einverstanden ist und dies als innere Haltung annehmen will.

Gruppenübung der BeobachterInnen:

BA des Atmosphärischen

BG der Gefühle

BK des Körpers

setzen sich in den 3 Gruppen zusammen und teilen die jeweiligen Erfahrungen, um dann das Wesentliche von einer Sprecherin jeder Gruppe präsentieren zu lassen.

BA *„Für mich war es anstrengend, ich habe lange Zeit etwas anderes erwartet, das Wasser hat mich anfänglich so enttäuscht, dass ich mich schlecht konzentrieren konnte. Ich dachte dauernd, aber das stimmt doch nicht, ich habe auch mein Unvermögen, einen Titel zu finden, sehr störend erlebt. Als Maria zu weinen begann, war ich erleichtert und dachte: Na, endlich, jetzt fließt es."*

Insgesamt war die Gruppe zunächst voller diffuser Erwartungen, die sich auch auf das Größere Unbenannte gerichtet haben. Ein Titel, der genannt wurde, hieß „Das Zähe und das Fließen".

BK *„Die Mühsal, sich gerade zu halten, und die Selbstverständlichkeit der Bewegungen. Es war sehr einfach, weil die Körperhaltungen mit dem Gesprochenen übereinstimmten."*

BG *„Ich war voller Mitgefühl. Stagnation und Resignation waren quälend. Den Ärger zu sehen, war eher erleichternd. Ich hatte auch zu tun, dass ich mich nicht in diese Ohnmachtsgefühle hineinziehen lasse. Ich finde es interessant, wenn man als Beobachterin mit dem, was sich zeigt, einerseits so sehr in Resonanz geht und sich andererseits ganz klar zu distanzieren versucht, auch wenn es schwierig ist. Ich nehme an, dass mir das Mitgefühl geholfen hat."*

Reflexion zur Aufstellung ICH-WASSER

In dieser Aufstellung, die als Kleinformat begonnen hat, haben sich während des Prozesses zwei weitere Qualitäten gemeldet, die dann miteinbezogen wurden.

Über die Repräsentanz des Wassers wurde ein größerer Zusammenhang angesprochen. Die Repräsentantin des Wassers wies auf die Stagnation hin, indem sie die Schleuse ansprach. Diese nicht aufzustellen, und nur mit der kataleptischen Hand einzuführen, wäre in diesem Zusammenhang ein Verlust gewesen. Der Kontakt, der über die Augen entstand, war wesentlich. Dabei geht es nicht nur um die Mutter, sondern um Kontakt schlechthin.

Die Repräsentantin des Größeren Unnennbaren hat auf die Qualität der Einfachheit und Mühelosigkeit hingewiesen, die im klaren Gegensatz zum vorher zitierten Bemühen stand.

Die Schleuse, die sich als Mutter zeigt.

Der von **FT** vorgeschlagene Satz: „*Auch wenn du mich damals nicht gesehen hast, so bin ich doch die, die ich bin und ich bin es gerne*", befreit aus dem Bemühen, gesehen zu werden, und bringt in die Autonomie. Es ist einer der Sätze, die von ganzem Herzen gesprochen sein müssen, ansonsten gehen sie ins Leere. Matthias Varga von Kibèd bezeichnet sie als *wahre Sätze.*

Diese Aufstellung und die Anleitung zur fokussierten Beobachtung macht sichtbar, dass das Verweilen in Problembereichen nicht unbedingt hilfreich ist. Die Mitteilung, weiterzugehen und in Fluss kommen zu wollen, war eine klare Botschaft.

Körperübung Herzöffnung

Finde einen Platz im Raum, der dir angenehm ist. Die Übung wird im Stehen gemacht und du richtest dich so ein, dass deine Füße entsprechend der Breite der Schultern voneinander entfernt sind.

Nimm dich in deinem Körper wahr, wie fühlst du dich?

Führe beide Hände zur Brustmitte und verschränke die Finger über der Brust. Mit dem Einatmen streckst du deine Arme gerade nach vorne und drehst die Hände so, dass die Handinnenflächen nach vorne weisen und du den Kopf zwischen deine Arme beugst.

Der Rücken ist nun gedehnt und in deiner Vorstellung atmest du über den Rücken ein.

Ziehe beim Ausatmen deine Arme zu dir, während du gleichzeitig deine Handinnenflächen zu deiner Brust richtest und den Kopf in den Nacken legst. Wiederhole diese Bewegung dreimal. Lass dann deine Arme an den Seiten abwärts gleiten, steh still und spüre in dich hinein.

Nach dieser Übung der Herzöffnung lass dich an einem Platz nieder, der es dir möglich macht, in aufrechter Haltung eine Weile da zu sein und zu lauschen.

Wenn du dich dem hingibst, dann kann geschehen, dass du ganz in die Stille und in die Zeitlosigkeit eintauchst. Du beginnst deinem Herzen zuzuhören, dich dir zuzuwenden und dem, was dich stärkt liebevoll deine Aufmerksamkeit zu geben. Du schenkst dir deine Aufmerksamkeit und Hingabe. In der Annahme, dass es die Große Schöpfungskraft gibt, dankst du ihr für Leben und Erkenntnis.

Übung für die Selbst Wahrnehmung: Mit dem Herzen hören

Sich auf einen Dialog mit sich selbst einzulassen, ist eine gute Übung. Ob du nun das Gegenüber als „Selbst", als „Essenz" oder als „Herz" bezeichnest, spielt nur insofern eine Rolle, als die Bezeichnung für dich passend sein soll. Dieser Dialog kann im Rahmen einer Aufstellung im Gruppenkontext, doch auch mit Hilfe von Bodenankern oder mit zwei Sesseln geführt werden. Ich empfehle auch das Aufschreiben des Dialogs, denn gerade die Wortfindung kann Erkenntnis kreieren und Sicherheit geben.

Auch Poesie kann das Herz weiten und öffnen.

Entwickle also ein Gespräch mit Dir selbst und **schreibe es auf.**

Ein Text-Beispiel: Die Frau und das Herz[9]

Wenn die Frau von Krieg, speziell von Kindersoldaten, von Terror, von Grausamkeit hört, dann erschrickt sie, dann ist Trauer in ihrer Sprache. Sie fragt ihr Herz:

„Wie kann ich meine Mitte wiederfinden?“

Das Herz antwortet:

„Lass uns gemeinsam trauern.“

Wenn das Herz dies sagt, wird ihre Trauer leichter und lichter.

Und wenn sie zu ihrem Herzen sagt:

„Ich bin so müde,“

dann schenkt ihr das Herz einen sanften Atem, so als ob es sagen wollte:

„Sei still, hör meiner Stille zu.“

Diese Stille meldet sich aus der Tiefe des Herzens. Stille umarmt die Frau und verbindet sich mit dem *„Muskelherz“*, dem unermüdlichen Organ. Das Herz der Frau ist stark, doch manchmal ist es ein ängstliches Kind. Es wünscht sich Frieden, es glaubt ihn zu brauchen, es bedarf des Friedens.

Doch das *stille* Herz trägt alles. Das *stille* Herz weiß mehr. Das *stille* Herz ist überall, es ist in den Bäumen, am Gipfel der Berge, am Grund der Meere. In jedem Menschen, der hören will.

Es ist still und voller Süße.

Doch die Frau stolpert immer wieder über ihren Verstand, sie braucht ihn ja auch in der Welt der Gegensätze, in der sie sich bewegt. Manchmal hört sie eine Sprache, die ihr fremd ist, und sie begegnet einer Sicht, die ungewohnt ist. Sie weiß auch, dass Denken sich verändert, dass etwas Neues, noch Unfassbares sich entwickelt. Ein neuer Schritt und - eine alte Unruhe macht sich bemerkbar.

„Sei doch ruhig, sei einfach da“,

spricht das Herz,

„gib dem Raum. Du musst nichts tun.“

Das Herz ist groß, stellt größere Zusammenhänge her, doch es sieht sehr wohl auch das Kleine, die Bedürftigkeit der Einzelnen. Alles bekommt seinen Platz, wenn die Sprache des Herzens wirken darf.

„Von Ich und Mein -zu - Wir und Unser.“

Der Weg heißt *Stille*, der Weg heißt Lauschen und Staunen. Könntest du doch hören, wie die Pflanze den Boden durchbricht. Das Geräusch des Wach-Werdens hören und wach sein. Das Herz begleitet alles.

Aufstellung Herz und Zweifel

Daria ist eine Frau, die seit vielen Jahren nach einer Krebserkrankung und auch schon vorher von den unterschiedlichsten Symptomen geängstigt wird. Daria hat sich sehr differenziert mit sich auseinandergesetzt, sowohl mit dem Familiensystem als auch mit ihrer Biographie, doch nach wie vor kann bereits eine geringfügige Symptomatik Panikattacken auslösen.

Daria ist kognitiv sehr fit und wird daher von mir angeregt, das Herz und die multisensorische Ebene mit einzubeziehen. Sie wendet sich also im Dialog oft an ihr Herz. Das löst Erleichterung und Beruhigung der auftretenden Ängste aus, weil sie es als sehr gewährend erlebt. Sie kann das auch körperlich beobachten. Gleichzeitig jedoch flüstert ihr der Zweifel zu, dass das Herz allzu gewährend sei. Wem also vertrauen?

In einem aufstellungsähnlichen Einzelsetting wird sie gebeten, in ihrer Vorstellung dem Herzen einen Platz im Raum zu geben, dem Prozess zu folgen und die Leiterin am Geschehen teilhaben zu lassen.

Daria bleibt während der Dauer des Prozesses an ihrem Platz. Sie bestimmt für das Herz einen Ort mit einigen Metern Abstand, rechts schräg vor sich. Eine ganze Weile erlebt sie Ruhe, Durchatmen und Erleichterung. Dann kommt wieder der Zweifel hoch.

Dem **Zweifel** gibt sie nun mit einigem Abstand an ihrer linken Seite einen Platz.

In der Vorstellung **Darias** blickt der **Zweifel** auf **die Leiterin FT** und nicht auf sie.

Er fürchtet sich eine ganze Weile vor der Leiterin, da lächelt **Daria** (offensichtlich ist sie froh, aus dem Schneider zu sein und delegieren zu können).

Dann versucht der Zweifel, mit **FT** zu schäkern.

FT tut kund, dass sie keinesfalls auf Schäkern einsteigen wird, sondern Zweifel grundsätzlich ernst nimmt. Diese Art des Schäkerns entspricht dem nicht.

FT regt **Daria** dazu an, den **Zweifel** zu fragen, was er damit will.

„Kontakt“ sagt er, er will über die Leiterin mit **Daria** Kontakt aufnehmen, direkt kann er nicht.

Nachdem er dies gesagt hat, beginnt er mehr und mehr, zu **Daria** zu schauen.

Zwischendurch gibt es eine Phase, in der **Daria** sich wie eine Marionette des Zweifels fühlt. Auf den Hinweis der Leiterin, sie könne die Schnur, an der sie als Marionette hängt, ja leicht durchschneiden, reagiert sie zunächst sehr abwehrend, dies würde ihre Beziehung zur verstorbenen Mutter stören.

Dann sagt **Daria**: „Doch sie war nicht nur manipulativ, sondern auch sehr ehrlich, sie hat es wirklich gut mit mir gemeint."

FT regt **Daria** immer wieder an, zum Herzen zu schauen. Dieses lächelt und vermittelt Ruhe. Es vermittelt diese Ruhe ohne Sprache. Doch **Daria** ist so sehr auf Sprache angewiesen, wie sie sagt. wie sie sagt.

FT fragt, ob der Zweifel auch eine gute Absicht hat und bittet **Daria**, diese Frage direkt an den Zweifel zu richten. Eine Weile ist Schweigen, dann berichtet Daria, dass der Zweifel erst „Ruhe" sagt und dann „Unterschiede, es geht um Unterscheidung und um Ruhe."

Auch das **Herz** signalisiert „Ruhe".

Nun ist **Daria** eher bereit, Wohlbefinden zu akzeptieren. Sie ist bereit, dem „Zweifel" zu vertrauen, der ja für das Erkennen der Unterschiede aus der Ruhe heraus plädiert.

Nach einer Weile sagt sie: „Ich hab's jetzt, jetzt hab' ich es."

Reflexion über Aufstellung Angst und Zweifel

In dieser kurzen Sequenz macht uns der Zweifel auf die unterschiedlichen Formen des Umgangs mit der Angst aufmerksam. Es gibt Ängste, die lähmen, und es gibt Ängste, die aktivieren. Das primitive, alte Angstsystem schaltet die Reflexion aus und hindert uns daran, Lösungen zu finden, oder es hat fragwürdige Strategien, wie zum Beispiel Ablenkung und Manipulation. Wie also kommt Daria in die von Herz und Zweifel erwähnte Ruhe?

Dabei helfen unter anderem verschiedene Formen der Meditation, z.B. die folgenden:

Abschlussmeditation für das Element Wasser

Metta Meditation

Möge mein Herz weit bleiben, wenn rundum Enge ist

Möge mein Herz sanft bleiben, wenn rundum Verurteilung ist

Möge mein Herz warm bleiben, wenn ich der Kälte begegne

Möge ich wahrhaftig bleiben, wenn ich der Täuschung begegne

Möge mein Herz mutig sein, wenn Angst da ist

Möge mein Ärger schmelzen in dem Wissen, dass Güte wärmt

Möge mein Herz ruhig bleiben in Krise und Chaos

Möge mein Zorn dem Guten dienen

Möge mein Herz still sein im Getöse der Welt

Möge mein Herz Freude erfahren

Möge mein Herz Freude verströmen

Metta-Meditation

Möge ich friedvoll, glücklich und leicht in Körper und Geist sein.

Möge ich frei von Wut, Kummer, Angst und Sorgen sein.

Möge ich lernen, mich selbst mit den Augen des Verstehens und der Liebe zu betrachten.

Möge ich imstande sein, die Samen der Freude und des Glücks in mir zu erkennen und zu berühren.

Möge ich lernen, die Ursachen von Wut, Begierde und Täuschung in mir zu identifizieren und zu erkennen.

Möge ich wissen, wie ich die Samen der Freude täglich in mir nähren kann.

Möge ich imstande sein, frisch, gefestigt und frei zu leben.

Möge ich frei von Anhaftung und Ablehnung sein, doch nicht gleichgültig.

Zusammenfassung Element Wasser

Mythos, Körper, Psyche

Okeanos, ist (bei Homer) Ursprung der Welt als auch der Strom, der die Welt umfließt und vom Meer unterschieden wird. Er ist Ursprung aller Flüsse, Meere, Quellen und Brunnen. Tethys, die Meeresgöttin ist seine Frau.

Glaukos, eine weissagende Meeresgottheit, ein Greis mit fischartigem Unterleib.

Fluss der Gefühle, Wasser des Lebens, die Qualität des im-Fluss–Seins, die Qualität der Mühelosigkeit, der Umgang mit Widerständen, vom Uranfang zum Mensch-Sein, von der Quelle zum Ozean, Lebensweg.

Fließende vs. stockende Bewegung; Beweglichkeit; Leichtigkeit; Art des Ausweichens,

das Mit sich eins sein, in Fluss kommen, Stagnation.

Fragestellungen bei Aufstellungen:

Sichtbar werden innerer Bewegung, sichtbar werden von Widerständen und dem Umgang damit; unterbrochene Hinbewegung, der Widerstand, Beziehungsmuster.

Mögliche Aufstellungsformate

Paaraufstellung

Paaraufstellung + Wir

Paaraufstellung + Wir + Das individuell Wesentliche

Aufstellung zu inneren Anteilen, ICH und das Wasser

Das Wasser.... aus der Sicht Nachdenklicher Hühner[10]

Ein gefräßiges Huhn sah die Sonne, die sich in einer Pfütze spiegelte und hielt sie für eine Pizza. Es blickte um sich, hieb mit dem Schnabel hinein und rannte Hals über Kopf die Wiese hinunter, aus Angst, die anderen Hühner könnten sie ihr wegnehmen. Am Ende der Wiese angekommen, bemerkte es, dass es gar nichts im Schnabel hatte.

Luigi Malerba

Das Element Feuer

Fokus auf die Themen:

Intention und Hingabe;

Von der Begehrlichkeit zum Wunsch – vom Wunsch zur Verantwortlichkeit

Einführung zum Thema

„Wünschen verleiht dem Wollen die Wärme und das Wollen verleiht den Wünschen die Kraft". Rollo May[11]

Die Erzeugung von Feuer zählt zu den ältesten Kulturtechniken des Menschen, seine Beherrschung trug zur Menschwerdung bei und steht am Beginn aller Zivilisationen. Feuer wärmt, spendet Licht, aus einem Funken aber kann aber auch Zerstörung entstehen, das menschliche Siedlungen oder riesige Wälder vernichtet und Menschen und Tierleben zerstört. Feuer ist seinem Wesen nach auch Begeisterung. Doch auch wenn Begeisterung für das Erreichen eines Zieles hilfreich ist, kann sie zu Unheil führen. Aus einem Überschwang heraus, der scheinbar alles rechtfertigt. Aus dem Wesen unserer Begeisterungen kann Gutes, Schönes, Kunst und Erneuerung entstehen, doch diese Begeisterung kann auch für Krieg und Zerstörung genutzt werden.

Es liegt an uns, dies näher zu betrachten und zu entscheiden. Welcher

Geist steht hinter der Begeisterung? Kommt sie aus der Fülle, aus der Liebe und aus dem Bewusstsein, dass Wandel ständig geschieht? Kommt sie aus der Angst?

Feuer wird natürlich mit sehr viel mehr assoziiert als nur mit Begeisterung und Zerstörung.

Intention und Hingabe

Menschen haben einen angeborenen Drang nach Verwirklichung, es macht also Sinn, sich mit den Absichten, **den Intentionen**, die hinter den Zielen stehen, auseinander zu setzen. Ist die Absicht von Dumpfheit, Angst, Mangel und Gier umwölkt oder richtet sie sich auf Gelingen aus? Es ist wesentlich, die Art unseres Wollens und unseres Wünschens zu erforschen und sich der Verantwortung, die daraus erwächst, zu stellen.

Hingabe hat eine aktive Form, besonders in Phasen, die uns herausfordern. Dann geht es darum, einer Richtung, einem Weg zu folgen. Man kann dies als Verfeinerung der Seele bezeichnen im Gegensatz zu rigiden Disziplinierungsmaßnahmen. Hingabe wird auch als Dienen verstanden.

Eine ganz besondere Form zeigt sich, wenn ich etwas von Herzen wünsche und dann den Wunsch an ein Größeres hingebe. „Dein Wille geschehe" bedeutet nicht, dass ich aufgebe, weil ich nichts zu wollen habe, sondern vielmehr: „Es möge das geschehen, das für mich heilsam ist." Diese Art der Hingabe schließt uns an das Grundvertrauen an, ob ich nun an einen Gott im monotheistischen Sinn glaube oder an ein wie immer geartetes großes Du. Und ob ich dem mir innewohnenden Licht, den erworbenen Fähigkeiten und meiner Intuition vertraue.

Wenn ich eine Aufstellung leite, so ist neben dem Wissen um Systeme und deren Dynamiken das „Mit-dem-Prozess-Sein“ als wichtige Qualität zu nennen.

Dies ist *eine* **Form der Hingabe**. Als Leiterin folge ich dem Geschehen, gehe in Resonanz mit dem Menschen, den ein Thema bewegt und trage auftretende Unsicherheiten mit, ohne allzu festgelegten, eigenen Konzepten zu folgen. Das ist kein blindes Vertrauen, das ist kein Verlust des Wissens, das ist mit-dem-Fluss-Gehen, das ist Flow.[12]

Für die Arbeit mit dem Element Feuer mit dem Fokus auf Intention und Entscheidungsfindungen erscheinen mir die Aufstellungsformate von Insa Sparrer und Matthias Varga von Kibéd nützlich. Ihre Systemische Strukturaufstellungen / SyST und die Lösungsaufstellung von Steve de Shazer und Insoo Kim Berg[13] ergänzen sich. Sie finden Informationen dazu am Ende des Kapitels.

Begehren – Wünschen – Wollen – Verantwortung

Das Kapitel Feuer ist auch dem Weg gewidmet, der aus blindem und ausschließlich lustorientiertem Wünschen zum Gewahr-werden von Herzenswünschen und darüber hinaus in selbstverantwortliches und sozio-verantwortungsvolles Handeln führt. Was aber ist der Wille? Kann darüber eine eindeutige Aussage gemacht werden? Kant[14] bezeichnet ihn als den „verantwortlichen Beweger“. Im Teil 2 dieses Buches beschreibe ich verschiedene Aspekte dieses Themas und versuche der Frage nachzugehen, welcher Art unsere Wünsche sind und welche geheimen Kräfte uns immer wieder abhalten, uns so zu verwirklichen, wie wir es uns erträumen.

Reflexive Meditation zum Thema Wünschen und Wollen

Ihr Wünsche meines Herzens.

Lyrik von Jalal ad-Din Muhammad al-Rumi

Ihr Wünsche meines Herzens, kommt, o kommt,

Gefährte und Ernte meines Herzens, komm, o komm,

verstrickt und wirr bin ich wie dein Haar, dein Haar.

Komm Löser meines Rätsels, komm, o komm,

sprich nicht vom Weg und von Karawansereien,

du bist der Weg und die Karawanserei, komm, o komm-

du hast eine Handvoll Lehm von der Erde genommen,

ich bin, mit jenem Lehm vermengt, komm, o komm

solange ich noch von Gut und Böse weiß,

habe ich deine Schönheit nicht ergründet, komm, o komm,

solange nicht in deiner Liebe mein Verstand vergeht,

bin ich nicht wissend, doch verblendet, komm, o komm.[15]

Meditation des Wünschens und des Wollens

Die TeilnehmerInnen sitzen in einem Kreis. Neben jeder Person liegen zwei große Zeichenblätter, auf diese Blätter werden nach der Meditation Notizen gemacht. In der Mitte des Kreises steht ein Korb mit Farben zur Entnahme.

Du nimmst eine Position ein, in der du eine Weile bleiben kannst. Wenn du möchtest, so halte deine Wirbelsäule aufrecht, wenn eine andere Position für dich richtig ist, so entscheide dich dafür und nimm dir die Zeit, ganz bewusst für dich zu sorgen. Du übernimmst die Verantwortung für das Wohlergehen deines Körpers. So kann sich dein Geist ausdehnen.

Deine Augen sind noch geöffnet und du führst beide Hände in einigen Abstand vor deine Augen. Du richtest deine Aufmerksamkeit auf den Raum zwischen deinen Händen, nur auf den Raum, der durch die Hände begrenzt ist und auf deinen Atem – gib dir Zeit dafür... Nun bitte ich dich, lass deine Hände sich langsam voneinander entfernen, führe sie an den Seiten des Kopfes vorbei und seitlich hinunter. Was ist nun geschehen?

Wiederhole diese Bewegung einige Male und nimm wahr, was sich in dir ereignet, wenn der Raum sich weitet. Wenn du eine Veränderung in dir wahrgenommen hast, so lass deine Hände ruhen und schließe langsam und sanft deine Augen.

Herz und Gehirn dürfen still werden, und es mag sein, dass du allmählich entspannter wirst. Die Aufmerksamkeit ist auf den Bereich zwischen den Augenbrauen gerichtet. Dies erreichst du leicht, wenn du die Augäpfel auf die Nasenwurzel richtest.

Nun achte auf deine Atemzüge, folge ihnen, erlaube ihnen, so zu sein, wie sie sind, lang oder kurz, tief oder seicht, wie auch immer. Allmählich beginnst du zu spüren, wie dein Atem sich verändert, wie der Körper in eine sanftere Schwingung kommt, ganz mühelos.

Bring nun die Aufmerksamkeit in den Brustbereich, in die Mitte der Brust, und nimm hier den Atem wahr.

Lass dann deine Aufmerksamkeit in den Bereich des Bauches sinken, achte darauf, was sich in dir verändert und neu entwickelt. Vielleicht fühlst du Wärme im Bauch, die sich zu den Fußsohlen hinbewegt. Der Atem dehnt sich in deinem Körper aus, und ebenso dein Bewusstsein.

Du öffnest deine Ohren, du nimmst selbst die leisesten Geräusche wahr, ohne zu urteilen, wenn dir das möglich ist. Und wenn du dich gestört fühlst, dann nimmst du auch dies wahr und lässt es wieder vorbei gehen.

Und der Atem dehnt sich in deinem Körper aus, dein Bewusstsein dehnt sich aus und beginnt den Raum zu füllen; gib dir Zeit; du weißt, um dich herum ist unendlicher Raum, unendliche Energie.

Der Raum der Möglichkeiten. Und in diesem Raum bist du für dich zunächst der Mittelpunkt, mit all deinen Gefühlen, in all deiner Körperlichkeit, mit all deinem Begehren, mit all deinen Gedanken, die hilfreich, einschränkend und manchmal lärmend sind. Gefühle tauchen auf und gehen dann wieder vorbei, du hast einen Verstand, den du schulen kannst und ebenso vernachlässigen. Du hast die Wahl, ob du die Lenkerin, der Lenker des Verstandes bist, oder ob du von ihm bestimmt wirst, denn du bist die, die all dies wahrnehmen kann, du bist der, der all dies wahrnehmen kann. Du bist Erkenntnis, Bewusstheit und bewegende Kraft.

Während dein Atem fließt, wendest du dich dem Raum in dir zu, der dir diese innere Ruhe und Stille ermöglicht. Stille und Ruhe, ganz bei dir sein, ganz „Ich BIN" – jetzt und jetzt und jetzt. Mehr und mehr tauchst du in die Stille ein, in die Stille, die eines der Tore in die Gegenwärtigkeit ist.

Bald wirst du eine Reihe von Worten, von Qualitäten hören und du wirst diese Begriffe in dich fallen lassen wie Regentropfen, die in einen stillen See fallen, ein warmer sanfter Sommerregen von Qualitäten. Einer dieser Tropfen wird dich besonders ansprechen, so sei ein stiller See:

Ich werde im Folgenden eine Reihe von Begriffen einige Male wiederholen und du kannst den annehmen, der dich am meisten anspricht:

Erkenntnis, Wille, Entscheidung, Gestalten, Erfüllung, Mut, Kraft, schöpferische Kraft, bewegende Kraft, Intensität, Begeisterung, Entzücken, Gnade, Hingabe, Gelingen, Dankbarkeit.

Wähle einen der Begriffe, der für dich stimmig ist und wenn du möchtest, dann mach für dich daraus den Satz:

Ich bin Erkenntnis, ich bin erfüllt, ich bin schöpferische Kraft, ich bin Mut, ich bin Wille, ich bin gestaltende Kraft, ich bin Intensität, ich bin Begeisterung, ich bin Hingabe, ich bin Entschiedenheit, ich bin meinem Leben dankbar, ich bin Lebensfreude... usw...

Welcher der Begriffe spricht dich am meisten an? Du wählst nicht nur, du wirst auch gewählt. Sag dir den gewählten Satz oder nur den Begriff mit innerer Stimme einige Male vor. Lass ihn auf dich wirken. Was bewirkt er und wie wirkt er in dir, wenn du ihn leise in dich hineinsprichst? Lasse deine Aufmerksamkeit darauf ruhen, frage dich, „wie klingt es in mir?"

Lass zu, dass einer der Begriffe dich berührt? Wie fühlt es sich an, die eigene Größe, die Selbstbestimmtheit anzunehmen, wie ist es die Lebensfreude zu spüren? Wenn dein Verstand wandert, so kehrst du einfach zurück.

Es kann geschehen, dass eine der anderen Qualitäten auftaucht und sich in den Vordergrund deiner Bewusstheit schiebt. Dann erspüre und sprich dieses Wort wieder still in dich hinein, vielleicht möchtest du es dazu nehmen. Du nimmst wahr, was geschieht, nicht mehr und nicht weniger.

All diese Begriffe haben einen ursächlichen Zusammenhang mit dem menschlichen Wollen, aus dem Bereich des Persönlichen und aus einem Bereich, der über das Alltägliche hinausgeht.

Welche Qualität du auch gewählt hast, es hat mit dem Wollen, mit Entscheidung zu tun, und nun kannst du es auch gehen lassen, es hingeben, es wird in dir nachwirken.

In welcher Weise willst du, wie fühlt es sich an? Nimm dir die Zeit, dieser Frage deine Aufmerksamkeit zu schenken. Und erinnere dich nun an etwas, das du einmal sehr gewollt hast. Denk' an ein Ziel, das dir irgendeinmal wirklich wichtig war.

Lass' eine Zeit, in der du ganz auf ein Ziel ausgerichtet warst, wieder lebendig werden. Es ist nun gleichgültig, ob du dieses Ziel erreicht hast oder nicht. Du nimmst es einfach zur Kenntnis und erforschst die Art deines Wollens, deine Körperhaltung.

Warst du damals angespannt oder entspannt? Welche Art der Energie durchströmt dich jetzt, wenn du dich erinnerst, war es leicht zu wollen oder war es schwer? War es eine Energie der geballten Fäuste, war es die Energie eines Flusses, der einfach strömt und du strömtest mit. Flow?

Achte auf deine Gefühle, deine Gedanken, während du auf ein Ziel ausgerichtet bist. Nimm wahr, ob du der Haltung von damals mit Freundlichkeit begegnen kannst. Schenkst du dir Aufmerksamkeit oder beurteilst du dich? Geh soweit auf Abstand zu deiner damaligen Situation, dass du dich darin ganz ruhig betrachten kannst. Lass die Qualität der freundlichen Neugierde Wurzel fassen in deinem Leben. Neugierde und Staunen lassen Erkenntnis entstehen.

Und nun erinnere dich auch an ein Ziel, das du angestrebt hast und das dir einen Herzenswunsch wirklich erfüllt hat, und spüre nach, wie es sich anfühlt, tiefes Gelingen zu erinnern. Nimm wahr, wie es sich damals in dir anfühlte, wie es schmeckte, wie es heute noch in der Erinnerung schmeckt.

Achte auf den Inhalt des Wunsches. Achte darauf, welche Gefühle mit der Intensität des Wollens verbunden waren. Sieh dich in der Situation, die du durchlebt hast, sieh dich in welcher äußeren Haltung du warst und in welcher inneren Haltung. Nimm wahr, ob du angespannt oder entspannt warst. Nimm dich jetzt in deiner augenblicklichen körperlichen Haltung wahr. Welche Empfindungen kannst du jetzt in deinem Körper spüren?

Folge dieser körperlichen Wahrnehmung für einige Atemzüge und gehe in die Stille und in das Jetzt.

Lass bitte einen Wunsch in dir auftauchen, ohne zu kontrollieren, ob dir dieser Wunsch auch wirklich umsetzbar erscheint. Lass deiner Sehnsucht, deinen Wünschen freien Lauf. Wenn du keine Wünsche hast, dann spüre nach, wie sich das anfühlt. Bist du glücklich, kannst du dabei lächeln, oder ist das Lächeln gequält? Möchtest du, dass Wünsche auftauchen oder hast du Angst davor, dass du etwas wünschen könntest, das sich nicht erfüllt? Lass die freundliche Neugierde dabei sein, wenn du dich beobachtest.

Notizen zur Reflexion: Nun bring' dich in eine Lage, die es dir erlaubt, auf ein Zeichenblatt (Blatt 1) Notizen zu alten und neuen Träumen, zu Wünschen und Absichten zu machen. Gehe mit dem inneren Fluss.

Auf dem anderen Blatt (Blatt 2) kannst du notieren, wenn du dich gegen einen der Wünsche entscheidest. Dies, um zu erkennen, wie und in welchen Bereichen du dich einschränkst. Zum Beispiel, weil du Einwände hast, oder weil ein Wunsch dir nicht realisierbar erscheint. Wenn dir keine Wünsche einfallen, dann schreibe auf das Wunschblatt, dass du dir Wollen und Wünschen zugestehen möchtest. Doch nur, wenn du das auch wirklich willst.

Und nun atme einige Male tief ein und aus, bleib ganz mit dir verbunden und notiere das, was dir wesentlich ist, und auch das, was dir sinnlos erscheint. Schreib alles auf, was dir wünschenswert erschien, sei großzügig mit dir und nimm auch wahr, wann und wie du deine Großzügigkeit einengst. Nimm die Haltung der Abwehr wahr, spüre im Körper nach, wo deine Wünsche dich bewegen. Du kannst all die Wünsche, die dir jetzt in den Sinn kommen, ganz willkürlich auf das Blatt schreiben, mag sein, dass du um jeden geschriebenen Wunsch einen Kreis ziehen willst, du kannst auch zwischen manchen Wünschen, die miteinander in Beziehung stehen, eine Linie zeichnen.

Triff eine **vorläufige Auswahl deiner Wünsche**, indem du dich ganz bewusst von einigen der Wünsche verabschiedest. Lass die Kraft des Nichtgewählten dem Gewählten zukommen. Du kannst dir Zeit geben für die Wahl, mach dir bewusst, dass Entscheidung ein wesentlicher Schritt ist. Nimm die Art deiner Entscheidung zur Kenntnis. Lass dir Zeit für Reflexion. Und das Allerwichtigste, welche Wünsche kommen aus dem Herzen?

Selbstverständlich kann auch jetzt schon ein Wunsch aus der Liste gewählt werden. Doch es ist empfehlenswert auch Blatt 2 miteinzubeziehen. (siehe weiter unten im Text)

Akzeptanz und Abwehr von Wünschen

Das Wollen, das ja mit dem Wünschen zusammenhängt, ist eine Qualität der Essenz, dem Ureigensten. Die Zuwendung zum Wollen, zum Gestalten ist darauf ausgerichtet, sich der Essenz, dem Sein und erst dann dem Tun nahe zu bringen und die Quelle wieder zum Fließen zu bringen. Das Wiedererlangen dieses Seins ist ein tiefes menschliches Anliegen, denn es bedeutet grundsätzlich richtig zu sein. Sowohl Wille als auch Hingabe sind Inhalte der Essenz. Inhalte, die wir vergessen und verlernen mussten, um den vielfältigen Anforderungen zu entsprechen. Wir haben viele Strategien gegen Angst und Schuld entwickelt, wir waren sehr einfallsreich, was die Sühne betrifft, um unser vermeintliches Schuldigsein gut zu machen. Und eine dieser Strategien war der Verzicht auf Wollen und Wünschen.

Oft ist uns Wünschen zu risikoreich, oft taucht Abwehr als Arroganz, Zynismus, Ärger und Missmut auf. Auch Selbstgerechtigkeit schützt vor Veränderung und ist eine Strategie, um physisches und soziales Überleben zu ermöglichen.

Es ist wesentlich, wahrzunehmen, ob wir uns von Wünschen überfallen lassen, so dass keine Entscheidungen getroffen werden müssen. Liefern wir uns ganz der Willkür aus, folgen wir nur staubtrockener Vernunft oder hören wir der Stimme des Herzens zu? Doch wie wunderbar und erfüllend ist es, Wünschen Raum zu geben, sich zu entscheiden und zu gestalten. So geschieht Wandel. Und dies darf geübt werden.

Übungen zur Unterscheidung von Einschränkung und bewusstem Verzicht

Ich möchte dich jetzt einladen, dein Blatt mit den Wünschen, dein Blatt 1, nochmals zu lesen, einige Male durchzuatmen und dich zu erinnern, was in dir vorgegangen ist, als du die Wünsche notiert hast oder davon Abstand genommen hast.

Schreibe jede weitere Beobachtung, die dir dazu noch einfällt, auf Blatt 2. Notiere jeden Wunsch, den du dir versagt hast.

Du kannst ihn im Anschluss daran umkehren, zum Beispiel: „Ich gestehe mir einen silbernen Ferrari zu." Das Ergebnis kann sein, dass du ihn gar nicht brauchst, ihn dir aber zugestehst. Es geht um das Zugeständnis und dessen Eingeständnis. Dies macht den großen Unterschied, auch im Hinblick auf Wunder. Und es stellt sich die Frage, was ist die eigentliche Absicht hinter dem Ferrari. Stelle dir folgende Fragen, um dann zu wissen, was du loslassen willst.

- *Was gestehe ich mir zu, was habe ich mir bisher versagt?*
- *Welche Argumente verwende ich, um mir etwas zu versagen?*
- *Was sagt mir dies über meine gedanklichen Muster?*
- *Welche Loyalität muss geschützt werden, indem ich mir etwas versage?*
- *Wem werde ich untreu, wenn ich mich auf Gelingen ausrichte?*

- *Wofür oder für wen ist es gut, wenn ich nichts wünsche?*
- *Nimm die innere und äußere Haltung der Einschränkung wahr und lass langsam und über das Ausatmen los.*
- *Nimm dir Zeit dafür.*

Übung in Bewegung

Nach der Reflexion über die Aufzeichnungen beider Listen geht es darum den Inhalt des Wunsches, mit dem du weiterarbeiten und den du in dein Leben bringen möchtest, auszuwählen.

Du wirst im Folgenden den gewählten Wunsch in Bewegung bringen und in eine hilfreiche Haltung umsetzen, um die körperlichen Ressourcen miteinzubeziehen.

- Wähle einen Wunsch, oder bekräftige den Wunsch, wenn du schon vorher gewählt hast.
- Lass den gewählten Wunsch auf dich wirken.

Die Musik, die du dazu verwenden möchtest, sollte unterschiedliche Rhythmen haben und von unterschiedlicher Aussagekraft sein.

Steh nun bitte auf und nimm dir die Zeit, eine Haltung zu finden, die einem gewählten Wunsch entspricht. Lass dich bewegen, wenn du deinen Wunsch still oder auch laut vor dich hinsprichst, bewege dich im Raum und verharre und spüre immer wieder in dich hinein, welche Haltung dient der Erfüllung des Wunsches? Mit welcher Haltung kannst du dich hinsichtlich deiner Annäherung an das gewählte Ziel wohlfühlen? Achte im Besonderen auf das Wohlfühlen.

Es mag sein, dass sich durch die Bewegung eine besondere Ausrichtung auf den Wunsch einstellt. Du kannst nun herausfinden, in welcher Haltung du dich im Hinschauen auf ein Ziel wohlfühlst. Erinnere, dass es hier nicht um Funktionieren geht, sondern um spielerischen Umgang mit Wünschen, der Gewissheit des Wollens.

Suche einen Platz im Raum, der dir als Ziel stimmig erscheint. Doch nimm dir Zeit, einfach zu stehen, zu atmen, ganz mit dir zu sein. Sprich dann den Wunsch in dich hinein. Nimm die Veränderung der inneren Gestimmtheit und der Haltung wahr. Experimentiere mit der Haltung und spüre nach, wie sich dies in Bewegung anfühlt.

Lass zu, dass die Musik dich inspiriert. Bewege dich auf dein Ziel zu, nähere dich der Erfüllung deines Wunsches an, folge deinen Impulsen. Experimentiere, bis du eine Haltung gefunden hast, die dich wirklich zufrieden stellt. Benenne diese Haltung auch. Du kannst die Haltung verändern, um den Unterschied zu erfahren und erneut zu prüfen, ob diese deiner inneren Gestimmtheit des Gelingens und/oder des bereits Gelungenen entspricht. Wie fühlt sich der Weg dahin an? Komm am Platz der Erfüllung deines Wunsches zum Stehen. Beende allmählich die äußere Bewegung, und spüre nach, wie es sich anfühlt, ganz im Raum diese z. B. Lebensfreude, Selbstachtung, Liebe, oder Klarheit zu sein, wenn sich dein Wunsch erfüllt hat.

In diesem letzten Teil geht es darum, den gewählten Wunsch in Bewegung zu bringen und in eine hilfreiche Haltung umzusetzen, indem die durch körperliche Ressourcen gewonnenen Einsichten miteinbezogen werden.

Arbeit mit Bildern

Die folgende Übung ist eine gute Möglichkeit, um unbewusste Wünsche zu erkennen.

Sie kann sowohl alleine als auch in Zusammenhang mit der vorigen Übung angeboten werden.

Die Methodik für diese Vorgangsweise kommt zum einen aus der „Multimedialen Kunsttherapie“ (Assoziationen zu Bildern), zum anderen ist sie auch inspiriert durch die Arbeiten von Maya Storch und Frank Krause[16] , die das Zürcher Ressourcenmodell u.a. unter Einbezug von Antonio R. Damasios[17] Somatischen Markern entwickelt haben.

In weiterer Folge werden in der Bearbeitung der Bilder auch die Amplifikationen von Carl Gustav Jung[18] genutzt, die auch in der Kunsttherapie Anwendung finden, siehe Ingrid Riedel[19] u.v.a.m. Unter Amplifikation ist in diesem Falle kein forciertes Mythologisieren gemeint, sondern einfach eine Erweiterung des Spektrums.

Im Raum sind Bilder ausgelegt, die den Zugang zu unbewussten oder verleugneten Wünschen möglich machen. Bilder sind kraftvolle Katalysatoren und sie erschließen Zugang zu den Inhalten des Unbewussten. Da diese Inhalte an der Entscheidungsfindung beteiligt sind, macht es Sinn, dieses Medium zu nutzen.

Folgende kurze Einstimmung ist eine Übung im Sitzen und erleichtert den Zugang zu unbewussten Inhalten.

Schließ die Augen und nimm dann wahr, was du gerade in dir spürst, nimm dich auf der Körperebene wahr, wie sitzt du, welcher Teil deines Körpers fühlt sich leicht, entspannt und frei an. Atme über einen Punkt am Scheitel eine Farbe ein, die du liebst, spüre nach, was du bei

Blau empfindest, wie fühlst du dich bei Grün oder Rot. Gold oder Gelb, spiele mit den Farben, das ganze Spektrum steht dir zur Verfügung. Was auch immer dir wohl behagt, das nimmst du an. Wähle eine der Farben, die dich besonders beglückt und atme sie einen längeren Zeitraum ein, lass sie mit dem Einatmen durch einen Punkt am Scheitel ein und nimm sie in deinem Körper auf. Lass zu, dass diese Farbe sich in dir ausbreitet.

Lass dir Zeit, diese Farbe in dir wirken zu lassen. Dann beginnst du allmählich, dich zu strecken und zu bewegen, die Augen langsam zu öffnen und in deiner Zeit aufzustehen.

Wahl und Entscheidung

Wenn alle Personen stehen und sich gestreckt und gedehnt haben, dann wird die Empfehlung ausgesprochen, sich den ausgelegten Bildern zu nähern, sich von einem Bild ansprechen zu lassen, sich anziehen zu lassen und dann ein Bild zu wählen.

Entscheiden zu können ist des Menschen Geschenk. Auch eine Nicht-Entscheidung ist eine Entscheidung. Ich kann mich von etwas anziehen lassen, ich kann mich von vielen Möglichkeiten verwirren lassen. Welches der Bilder zieht mich an? Ich habe es gefunden, es hat mich gefunden. Ich gehe damit in Resonanz. Was hat es mir zu sagen? Wie kann ich es miteinbeziehen?

Die TeilnehmerInnen nehmen das gewählte Bild an sich und suchen einen Platz, an dem sie sich, zunächst für sich alleine, mit dem Bild auseinandersetzen. Was siehst du auf dem Bild, was fällt besonders auf?

- Was spricht besonders an? Was löst das Bild aus?
- Welcher Teil des Bildes stärkt? - Worin bestärkt es dich?
- Was sagen dir die Farben?

- Wie wirkt das Bild sich auf die Gestimmtheit aus?
- Wenn das Bild sprechen könnte, mit welcher Stimme würde es zu dir sprechen? Was klingt an?
- Wenn du ein Teil des Bildes wärest, was würdest du über dich erzählen?
- Welchen Titel würdest du dem Bild geben?

Wenn die Reflexion über das eigene Bild abgeschlossen ist, dann legt die Teilnehmerin das Bild ohne Kommentare in die Mitte des Kreises zurück.

Gruppenübung

Arbeitsmaterial: ausreichend A4 Papier in ca. 4 cm lange Streifen geschnitten, Stifte.

Die TeilnehmerInnen werden gebeten, einige Streifen zu nehmen. Sie notieren, was ihnen an den ausgestellten Bildern positiv auffällt und legen die Zettel umgedreht zum Bild. Dies ist als Geschenk, als Beitrag und Erweiterung der Wahrnehmung zu verstehen. Dieser Teil der Übungen dient der Ressourcenanreicherung.

Im Anschluss daran nimmt die aktuelle Inhaberin des Bildes die Streifen mit den Ideen an sich.

Fortsetzung der Arbeit mit Bildern in Kleingruppen von 3-4 Personen:

Vor jeder Person liegt das gewählte Bild, sowie die Streifen mit den Beiträgen der Gruppe. Das Teilen der Eigenwahrnehmung kommt zuerst, dann können die zusätzlichen Betrachtungen mit einbezogen werden.

Die anderen TeilnehmerInnen bleiben präsent und verstärken so die Ressourcenausrichtung, d.h. sie beachten somatische Marker[20]. Ist das Lächeln ein „Das gefällt mir!" oder Ausdruck der Abwehr, wie etwa herabgezogene Mundwinkel?

Die Personen, die sich in diesem Kreis zusammengefunden haben, teilen nun ihre Beobachtungen mit. Aus den Beiträgen, die die Person, die ihr Bild bearbeitet, annimmt, wird ein Satz gebildet.

Beispiel: Bild eines Löwen, der auf einem Felsen ruht.

Der Löwe ruht in seiner Kraft.

Ich ruhe in meiner Kraft.

Das Gesicht der Klientin entspannt sich. Die innere Haltung, die durch das Bild entstanden ist, wird nochmals in einer abschließenden Bewegungssequenz der vorher entstandenen Haltung beigefügt.

Übung: Die Skulptur

Dies ist eine weitere Übung, um zu erfahren, von welcher Art das eigene Wollen ist. Ich habe schon darauf hingewiesen, dass es unterschiedliche Haltungen gibt, in denen ein Ziel erreicht werden kann. Um dies zu ergründen empfehle ich, während der Übung den Gefühlen und körperlichen Empfindungen besondere Aufmerksamkeit zu schenken.

Alle TeilnehmerInnen finden sich in Gruppen zu viert zusammen. In jeder der Gruppen gibt es BeobachterInnen **BK** = des Körpers und **BG** = der Gefühle. Zwei Personen dieser Gruppe entscheiden, wer von ihnen die passive Rolle des Modelliert-Werdens und wer die Rolle der Gestaltenden übernimmt.

In einer Gruppe wird der **„Starke Wille"** modelliert, eine Metapher für Stoßkraft, Energie, Durchhaltevermögen, Intensität, die auch der Bewältigung von bedrohlichen Situationen dient.

Eine zweite Gruppe wendet sich der Gestaltung des **„Geschickten Willen“** zu, eine Metapher, die für geschicktes, zielgerichtetes Handeln steht, für Nutzung von Ressourcen etc.

In der dritten Gruppe wird der **„Gute Wille “** modelliert, der sowohl stark und geschickt sein kann, jedoch vor allem sozial kompetent und empathisch ist.

Die Gestaltende formt den menschlichen Körper zu einem ihr entsprechenden Ausdruck des Willens. Der/die Modellierte erlebt und erspürt. Die gemeinsame Betrachtung gilt den Fragen:

- Welches Gestalten ist leicht gelungen?
- Wie wurde ich gestaltet?
- Wie ist es mir dabei ergangen?
- Was hat Wohlgefühl erzeugt?
- Was hat gestärkt?
- Was wurde erfahren, im Sinne von erkannt?
- Was hat mein Wohlgefühl beeinträchtigt?

Erkenntnis – Wille – Entscheidung – Bekräftigung – Ressourcenbildung - Gestalten

Wollen und Wünschen entstehen aus Erkenntnis. Dies kann eine kognitive Erkenntnis sein, ein körperliches Begehren, das mir vertraut ist, ein Antrieb, der aus einer unbewussten Schicht kommt. Dies kann der Wunsch nach Lebensglück, nach Freude, nach Anerkennung und Selbstanerkennung sein, ein Wollen und Wünschen, das in einer höheren Erkenntnis wurzelt oder auch in sie mündet.

Das Wollen kann aber auch aus dem Hunger kommen, Hunger nach Brot, Hunger nach Anerkennung, Hunger nach Erfolg. Dies will unterschieden sein. Wie schon oben zitiert, Menschen können sich entscheiden, ihren

Bedürfnissen nachzukommen, und sie können sich für Verzicht entscheiden. Menschen erkennen, ob die Entscheidung aus dem Mangel kommt oder einer höheren Absicht dienen kann. Auch eine Nicht-Entscheidung ist eine Entscheidung. Doch es geht nicht nur um die Entscheidung, die oft so flüchtig ist, es geht auch um Bekräftigung, um in die Gewissheit zu kommen. Dies ist ein ganz wichtiger Punkt, ich entscheide mich wirklich für etwas und bekräftige es. Die Bekräftigung bewirkt in der Willensbildung einen Anstoß, mehr Klarheit und mehr Gewissheit werden erreicht, wodurch sich ein weiterer Schub an Kraft ergibt.

Am Anfang des Lebens steht ein JA zum Leben, wir sind da. Doch dann ergeben sich Einschränkungen, aus denen heraus wir Widerstände oder selbstverleugnende Anpassung entwickeln. So bildet sich das Ego, und selbstverleugnende Konstrukte setzen sich fest und treiben uns zur Wiederholung. Oft sind dies Widerstände und Anpassungsleistungen, die lange bestehen bleiben, weit über die Notwendigkeit hinaus. Eine Spur zeichnet sich in unserem Willen und in unseren neuronalen Bahnen ab, der wir wie automatisiert folgen. Dann erstarren wir und sind weder im Ja noch im Nein. Wenn ich in Liebe und Klarheit ein „Nein" sage, dann werte ich das Andere nicht ab, ich lasse die Kraft des Nicht Gewählten dem Gewählten zukommen.

Das bisher in diesem dritten Kapitel Erarbeitete und Erkannte gehört noch in den Bereich der Vorbereitung zum Gestalten, zur Umsetzung des Gewünschten, doch langsam bewegt sich der Wunsch, das Wollen auf ein Ziel zu. Es wird immer klarer und fühlbarer, und dann, wenn der *Rubikon (Zitat von Gollwitzer, Storch[21])*, überschritten ist, geschieht Gestaltung durch uns. In dieser Vorbereitungsphase sind die Hindernisse, die vom Wünschen abhalten, zu hinterfragen. Wodurch blockiere ich mich? Wenn man jedoch allzu lange in diesem Stadium des Hinterfragens verharrt, kann dies ein weiteres Stagnieren darstellen. Die Bereitschaft, Gelingen anzunehmen, ist ein weiterer entscheidender Punkt. Ich muss auch bereit sein, anzunehmen, was ich möchte. Wenn ich mich dem Wollen zuwende, kann ich mich nicht nur der Sehnsucht nach dem Erwünschten zuwenden, um darin zu schwelgen, ich darf das Gewünschte auch annehmen. Sehnsucht ist gut, um in Schwung zu kommen. Wünsche bekommen Boden, wenn wir die entsprechenden Gedanken auch in Emotionen einbetten, so entsteht die Bereitschaft zu gestalten und sich dem hinzugeben. Die Ernte der Erkenntnisse, die dem Wollen zugrunde liegen, soll ja auch eingefahren werden. Dazu braucht es die Bereitschaft, anzunehmen. Wirklich annehmen ist eine weitere Überwindung des Widerstandes. Nehmen ist im Kindesalter oft gefährlich und muss dann neu gelernt werden. Annehmen ist eine wichtige Prämisse, um ins Wollen und ins Gelingen zu kommen, und ist ein gewiefter Feind der Resignation.

Resignation strebt dem Wollen und Annehmen entgegen. Darf ich auch das Gute annehmen? Ich darf auch Wunder annehmen. Ich kann ein Wunder imaginieren und ich kann bereit sein, es anzunehmen. Wenn dies geschieht, werden regulative Mechanismen im Gehirn ausgelöst. Es geht darum, ein Wunder, eine Wunscherfüllung anzuschauen und die dazugehörenden Empfindungen und Emotionen wahrzunehmen. Das geschieht in der Imagination, wenn Herz und Verstand zueinander finden. Imagination gehört in den Bereich des geschickten Willens, und beinhaltet die Nutzung von Ressourcen. Doch in der Hauptsache ist es Herzenswollen.

In einer Haltung, die über das Wollen auf einer Ich-bezogenen Ebene hinausgeht, ist auch zu eruieren, ob das Erreichen dem Gesamtheitlichen dient. Das ist der altruistische Wille, der einer universelleren Idee gewidmet ist und umgesetzt wird.

In Teil 2 ist eine Betrachtung unterschiedlicher Sichtweisen zum Thema Wille nachzulesen.

Meditation FEUER

Meditation und Trance-Induktion mit Feuer-Atmung.

Diese Art der Atmung stammt aus dem Sufismus (Fawzia Al-Rawi[22])

Meditation im Liegen oder Sitzen.

Du achtest auf deinen Atem, so wie er gerade ist, ohne für den Moment etwas verändern zu wollen. Wie auch immer der Atem fließt, du schenkst ihm liebevolle Betrachtung und Aufmerksamkeit. Nichts ist zu tun, du bleibst ganz mit dir, so wie du gerade da bist.

Die Augen ruhen, sie sind geschlossen, und die Aufmerksamkeit ist nach innen gerichtet. Der Atem bringt dich in die Gegenwart, es mag sein, dass deine Energie sich wandelt oder auch nicht, du bist ganz mit dir und dem, was dich jetzt bewegt. Du bist ganz mit dir und du gibst dir Zeit dies zu genießen, in deine Wirbelsäule zu spüren und dich von deinem Atem die Wirbelsäule auf und ab führen zu lassen. Und wieder gibst du dir Zeit, ganz mit dir zu sein. Du spürst in die Wirbelsäule, während du ein und ausatmest, um diese sanfte Bewegung in deiner Wirbelsäule zu spüren, die durch den Atem entsteht. Dein Atem fließt, so dass du mehr und mehr zu dir kommst und mehr und mehr entspannt bist.

Auch wenn du draußen die Geräusche des Alltags hörst, bist du ganz bei dir. Und es ist möglicherweise auch sehr angenehm, so zu atmen wie es dich atmet, ganz bei dir zu sein, ohne zu wollen, ohne zu tun. Es geschehen lassen... doch es ist auch gut und spannend, neue Erfahrungen zu machen, neuen Impulsen zu folgen. Und so richtest du nun deine Aufmerksamkeit auf den Bereich unterhalb des Nabels und lässt dich dort für einige Atemzüge nieder, um dann dein Gewahrsein zu einem Punkt knapp über dem Nabel zu bringen, dort lässt du dich nieder. Zu diesem Punkt gehst du immer wieder, bis du ihn gut spüren kannst und dir der Bereich vertraut ist.

Noch fließt dein Atem in der dir gewohnten Art und mehr und mehr verbindest du dich mit dem Punkt knapp über deinem Nabel. Und mehr und mehr wird dieser Punkt fühlbar für dich, und irgendwann wirst du entscheiden, ob du den Atem verändern möchtest oder nicht, um allmählich in die sogenannte Feuer-Atmung zu kommen, die dich dann eine Weile begleiten wird.

Es ist dies ein ungewohnter Atem, du atmest über den Mund ein und über die Nase aus. Der Bereich oberhalb des Nabels ist dir nun wahrscheinlich schon vertraut. Beim Einatmen ziehst du den Atem des Feuers zu diesem Bereich, so als wolltest du in dir ein Feuer entfachen. Das Ausatmen durch die Nase kann auch mit einem leichten Schnauben verbunden sein.

Atme ein, zieh den Atem zu diesem Bereich, atme über die Nase aus und stell dir vor, dass das Feuer in dir allmählich wächst und die kleine Flamme größer und größer werden kann und vielleicht irgendwann auflodert, sodass die Flamme in dir höher wird und es mag sein, dass dir auch warm wird. Nähre dieses Feuer mit deinem Atem und es mag sein, dass sich die Energieströme in dir etwas verändern. Während das Feuer höher und höher steigt, erinnere dich was Feuer für dich bedeutet: Leidenschaft, Sexualität, Begeisterung, Wärme...

Du fragst dich, wofür du dein Feuer verwenden möchtest. Mag sein für etwas, das dich begeistert oder für etwas, dass du gerne zu Asche machen möchtest, sodass Neues entstehen kann.

Die Flamme darf immer höher werden, bis sie über deinen Solarplexus hinaus den ganzen Brustraum erfüllt, sodass dein Brustraum warm und lichter wird und sich mit dem Licht in dir verbindet.

Es mag sein, dass du dich nun offener und weiter fühlst, denn du willst ja Platz schaffen und Platz zu schaffen für etwas Neues ist wesentlich. Die Flamme darf noch höher steigen, sie darf über dich hinauswachsen, bis du dich ganz eingehüllt fühlst von dieser Flamme und du selbst zur hochstrebenden Flamme wirst.

Wofür würdest du dich gerne begeistern? Wofür glühst du? Wofür erwärmst du dich? Vielleicht ziehst du es vor, dir ein großes Feuer vorzustellen, um das Menschen sitzen, die du liebst. Mach dich mit der Wärme vertraut und spüre in dich hinein, mag sein, in dir ist eine Flamme, oder Glut, die beständig da ist. Nimm wahr, wie sich dieses Feuer in dir anfühlt. Es mag auch sein, dass du jetzt dein Feuer und deine Wärme nicht wahrnehmen kannst. Und genau so ist es möglich, dass du die Energie in dir wie elektrischen Strom erlebst.

Willst du ein Vulkan sein, willst du eine große Flamme sein, möchtest du eine Flamme sein, die einen dunklen Raum erhellt, möchtest du Glut sein, die beständig da ist? Spür nach, welche Art des Feuers dich jetzt anspricht. Denk auch an das Licht der Sonne, an das Feuer der Sonne. Denk an die Energie in dir, an das Feuer in deinen Gehirnzellen, das Feuer, das du brauchst, um die sein zu können, die du bist.

Schenk deinem Feuer, das durch jeden Atemzug genährt wird, deine Aufmerksamkeit, mache dich vertraut damit, dass du dieses Feuer in jedem Fall in dir trägst, in der Form, die jetzt für dich stimmig ist. Du brauchst nun auch nicht mehr den Atem zu führen, denn „es atmet dich“ und es kann leicht sein, dass deine Flamme hoch in den Raum wächst.

Was möchte sich aus deinem inneren Feuer entwickeln? Als menschliches Wesen, alleine und in Gemeinschaft mit vielen anderen Wesen, im Zusammensein mit Menschen, die dir wichtig sind. Was liegt dir am Herzen, wenn die Flamme dein Herz berührt und weit darüber hinaus geht? Da war einmal ein großes Licht am Anfang der Zeiten und dann hat es sich verstreut in unzählige kleine Lichter, eines davon hast du in dir. Was möchtest du in dein Leben bringen? Mit deinem Feuer? Vielleicht etwas ganz Neues, denn es muss nicht beim Alten bleiben. Welchen uralten Glaubenssatz und welche tiefe Meinung und Haltung möchtest du verbrennen, in Freundlichkeit und Dankbarkeit?

Ist es irgendeine alte Arroganz, eine alte Gier nach immer mehr? Eine beständige Sorge? Ein sich ständig wiederholendes schlechtes Gewissen, das dir mehr schadet als hilft und dich vielleicht klein hält. Darf es nun verbrennen, um dich dem Neuem, das bereits in dir ist, zuzuwenden? Du kannst das Neue zum Ausdruck bringen, um in deine Kraft zu kommen und ins Gestalten.

Dieser Teil der Übung ist aus dem Sufismus (Fawzia Al-Rawi)

Ich bitte dich nun langsam - ganz in deiner Zeit – aufzustehen. Bereite dich darauf vor - langsam oder rasch - du entscheidest und dein Körper entscheidet mit...

Du legst nun deine Hände über den Punkt knapp über dem Nabel, bleibst ein wenig in dieser Haltung und dann kippst du deine Hände ganz langsam, so dass die Handinnenflächen nach oben weisen und die Fingerkuppen sich berühren.

In einer langsamen und achtsamen Bewegung gleiten deine Hände nach oben zur Mitte des Brustbereiches, dem spirituellen Herzbereich, dabei öffnen sich die Finger, die Fingerkuppen entfernen sich voneinander, dabei beginnen sich die beiden Handgelenke zu berühren. Die Hände gleiten weiter nach oben über den oberen Brustbereich, über Hals, Gesicht und über den Scheitel hinaus. Die Hände öffnen sich wie eine Blüte. Es kann sein, dass du eine andere Energie wahrnimmst, während sich deine sich mehr und mehr öffnenden Hände über Brust, Hals, Gesicht und Scheitel hinausbewegen.

Lass dann die Hände mit nach unten gerichteten Handinnenflächen langsam nach unten sinken, denn es ist gut und richtig, diese Kraft immer wieder auf die Erde zu bringen.

Spüre dich auch wieder auf der Erde, sei ganz da. Dies ist eine Bewegung, die du immer wieder machen kannst, wenn du dein Feuer brauchst.

Nun bewegst du dich im Raum und denkst an deinen Wunsch, für den du dich wahrscheinlich schon entschieden hast, und an das, wofür du das Feuer in dir nutzen möchtest. Ein Feuer, um in Beziehung zu treten, um andere zu sehen, sich mit dem eigenen Feuer sehen zu lassen und das eigene Feuer auch weiterzugeben.

Das Licht sehen, die Wärme spüren und die eigene Kraft wahrnehmen... Es ist gut zu wissen, dass du so viel in dir trägst.

Du darfst dir alles wünschen, alles für dich und für den Frieden in der Welt.

Aufstellung ICH – FEUER (nach der Feuer-Meditation)

Adele A bringt ein Anliegen hinsichtlich ihrer Magisterarbeit für das Fach Kunstgeschichte. Eine Teilnehmerin meldet sich als Leiterin – **LP** – der Aufstellung und wählt eine Co-Leiterin **CO**.

FT führt das Vorgespräch

A *„Nachdem meine Kinder ausgezogen waren, begann ich neben meiner Arbeit mit einem Studium und das ging ganz flott, ich kam voran. Doch nun stecke ich mit meiner Magisterarbeit fest und steh an."*

FT *„Du sprichst sehr ruhig darüber, doch wie fühlt sich das an?"*

A *„Ruhig bleiben ist meine Spezialität. Doch diese Aufgabe ist sehr belastend, jedenfalls mehr als es sein müsste."*

FT *„Gibt es etwas, das dich motivieren könnte?"*

A *„Ich könnte abschließen, ich habe genug Material, doch ich habe einen hohen Anspruch. Ich kann die Arbeit nicht beenden. Ich mache mich selber fertig."* (sieht nun sehr gequält aus)

FT *„Wenn du dir vorstellst, dass du deine Arbeit beendet hast, wie wäre das, wenn...“*

A (fällt der Fragenden ins Wort): *„Gut und leer, beides“*, nach einer Weile sagt sie: *„Bodenlos, ja das ist es auch.“*

FT *„Kannst du beschreiben, was möglich ist, wenn du deine Arbeit abgeschlossen hast?“*

A *„Ich könnte unbekümmert ins Theater gehen, ich könnte mich so richtig auf ein freies Wochenende freuen. Frei kenn ich schon gar nicht mehr, ich könnte feiern.“*

FT *„Fürchtest du etwas, wenn du frei bist?“*

A *„Das Leere, sagte ich schon.“*

FT *„Scheust du den Abschluss mehr, als dass du dir den Abschluss wünschst? Und was wäre, wenn du nicht abschließt?“*

A *„Ich würde mich verachten und zwar sehr, nein, da schließe ich lieber ab. Aufhören geht gar nicht.“*

FT *„Was gefällt dir eigentlich an dem, was du schon hast fertig hast?“*

A *„Da gibt es schon Passagen, die ich gut finde, weil die Betrachtungen anders als üblich sind.“*

FT *„Das klingt kreativ.“*

A *„Es geht, manchmal mehr, manchmal weniger, im Grunde schon, Rahmen waren mir immer zuwider.“*

FT *„Na, dann schauen wir, ob dich etwas befeuern könnte, vielleicht sogar begeistern, einen Rahmen überschreiten oder sprengen. Wie hoch sind die Flammen für dieses Projekt?“*

A *„Mittlere Höhe.“*

FT *„Wie müsste ein Feuer an einem guten Ort lodern, so dass es hilfreich ist?“*

A *„Dann wäre es voll und warm und leise, kein Geknatter. Und in der Natur.“*

FT *„Und in Dir?“*

A *„Voll und warm und leise, das heißt innerlich.“*

Prozess der Aufstellung

I Adele = Ich

F Feuer

P das Projekt Magisterarbeit

Der Prozess der Aufstellung wird von einer Teilnehmerin **LP** mit Co-Leiterin begleitet. Fragen und Kommentare der Seminarleiterin werden unter **FT** beschrieben.

Adele wählt drei Repräsentantinnen. Sie stellt ihre Repräsentantin **I** und das Anliegen **P** in einem Abstand von ca. 5 Metern auf, an die linke Seite von **I** stellt sie ca. 2m entfernt, das Feuer – **F**.

I nach einer Weile:

„Ich war sofort auf das Projekt ausgerichtet, doch es ist so langweilig, es hängt herum. Ich fühle mich auch hängend, schlapp. Und ich sehe es gar nicht genau, nur ein Teil ist sichtbar.“

I wendet sich dem Feuer zu,

„Wenn ich mich dem Feuer zuwende, dann werde ich munter,

das ist anregend, doch ich muss immer zum Projekt schauen, bin an der Leine.“

F ist sehr aufgerichtet

„Ich fühle mich wach. Und ich schaue gerne auf das Projekt“, wendet sich A zu und sagt: „Du interessierst mich weniger.“

I *„Ich verliere an Boden und ich fühle mich sehr zurückgewiesen, ich fühle mich wackelig. Doch etwas durchrieselt mich und ich möchte so gerne Scheiße sagen“, nach einer Weile, „doch dazu bin ich zu höflich.“*

LP *„Du kannst ja ausprobieren, wie sich das anfühlt.“*

I (sehr leise) „Scheiße“, schweigt eine Weile und sagt dann:

„Das bringt es nicht, es stimmt nicht, weil ich höflich bin.“

P geht drei Schritte nach vorne in Richtung des Feuers, sie will das Feuer besser betrachten, schaut prüfend und geht wieder zurück:

„Hu, das ist heiß“, dann deutet sie auf **I**,

„Sie ist zu brav“, bewegt sich wieder nach vorne Richtung Feuer, schaut es an und sagt: *„Ich will es aushalten.“*

P schaut zu I, *„Sie wird sich nie bewegen, wenn ich nicht auf sie zu gehe, ich bin beweglich.“* Mit diesen Worten beginnt sie auf **I** zu zugehen.

Während sich **P** sehr langsam, in kleinen Schritten auf **I** zubewegt,tritt das Feuer hinter **I** und berührt sehr leicht deren Rücken.

I Sie, die sehr angespannt war, entspannt sich langsam und schaut auf das sich annähernde Projekt.

„Das Feuer im Rücken wärmt mich, ich bemerke erst jetzt, dass ich gefroren habe, jetzt spüre ich mich. Und es ist schön, dass mein Projekt auf mich zukommt. Das wärmt mich auch. Doch nun ist der Feuerplatz leer, da fehlt etwas. Das irritiert mich."

FT sieht die fragenden Blicke der Leiterinnen und geht nahe an den Platz, an dem vorher das Feuer stand, hält die Hand hin und sagt: *„Das Fehlende"*,

sie hält die Hand (kataleptische Hand)[23] mit der zugewandten Innenseite zu I und fragt: „Wer oder was könnte hier stehen"?

I sehr spontan: *"Mein Vater"* (verstorben)

FT *„Wie stehst du ihm gegenüber, groß, klein, in welchem Alter?"*

I „Vielleicht 10 Jahre", schaut sehr kleinlaut zum Vater:

„Ich fühle mich wie eine Diebin, ja. Ich glaube, so fühlt sich eine Diebin. Ich habe die Briefe heimlich gelesen, sie waren so schön."

FT *„Möchtest du ihn sehen?"*

Adele nickt mit Tränen in den Augen, der Vater V wird an den Platz gestellt, an dem vorher das Feuer stand, und wird gebeten, sich Zeit zu lassen, um an diesem Platz anzukommen.

Leiterin und Co-Leiterin setzen fort

V (schaut sehr freundlich und bewegt auf seine Tochter) *„Das tut sehr gut, dass du die Briefe schön findest, das hat mir noch niemand gesagt, die Briefe gehören dir."*

L *„Bitte deinen Vater um seinen Segen."*

I *„Ich bitte dich um deinen Segen, Papa, auch für meine Arbeit, da mit ich mich frei fühlen kann."*

V ist berührt, legt ohne Worte die Hand auf ihren Scheitel, die Botschaft kommt an.

I *„Danke."*

In der Zwischenzeit steht das Projekt fast greifbar vor I.

P *„Ich gehöre dir doch auch schon, du machst es eben auf deine Art."*

F das Feuer im Rücken von Adele strahlt.

Die Leiterin bittet Adele den Platz des Feuers oder ihrer Repräsentantin einzunehmen.

Adele nimmt den Platz des Feuers ein und legt ihrer Repräsentantin die Hände an den Rücken mit dem Satz: „Ich fühle mich ganz lebendig und warm."

Repräsentantin von Adele I lässt sich sichtlich gerne berühren, dann schaut sie zu ihrem Projekt, streckt die Hände aus und berührt es.

Adele nimmt nun den Platz der eigenen Repräsentantin I ein und lehnt sich an das Feuer an, berührt nach einer Weile des Genießens ihr Projekt Masterarbeit und sagt:

„So ist es gut, so ist es richtig, so ist es lebendig, jetzt habe ich wieder Freude, ich kann spüren, als wäre etwas aufgegangen in mir."

Reflexion nach der Aufstellung Ich – Feuer

Leiterin und CO *„Es ging mir gut, bis der Vater auftauchte, dann waren wir beide verunsichert, auch mit der Diebin konnte ich nichts anfangen."*

Anmerkung von FT mit dem Begriff „Diebin" will die Repräsentantin von Adele wahrscheinlich ausdrücken, dass es ihr nicht zusteht, etwas zu erreichen, das der Vater nicht gelebt hat.

BK *„Ich war schon während des Gesprächs sehr interessiert an der Haltung von Adele, die Anspannung war bald sichtbar, als müsste sie brav sein, wir (die Gruppe der Beobachterinnen) haben das alle bemerkt. Sie hat auch den Atem immer wieder angehalten, als die Ruhe in Person konnte ich sie nicht sehen. Doch sehr gehalten, das war körperlich wahrnehmbar."*

FT *„Da geht es ja auch um ein ganz bestimmtes Thema im Zusammenhang mit der Haltung des Vaters. Deshalb ist Fokus, die Benennung der Person mit einem Anliegen, stimmig. Durch diese Benennung wird deutlich, dass es dabei um einen Menschen mit einem ganz spezifischen Anliegen, um eine ganz bestimmte Ausrichtung geht. Und es kann sich auch in einer Aufstellung derselben Person mit einem anderen Anliegen zu einer anderen Zeit eine differierende Dynamik im System zeigen."*

TN *„Doch du verwendest diese Benennung Fokus eigentlich selten."*

FT *„Das stimmt, aber das heißt nicht, dass die Benennung Fokus fehl am Platz ist. Ich sehe den Menschen in seiner Gesamtheit, als Gesamtkunstwerk mit unterschiedlichen Persönlichkeitsanteilen, die selbstverständlich verbunden und nicht voneinander getrennt sind. Doch um ein bestimmtes Verhalten gründlicher betrachten zu können, ist es manchmal leichter, Anteile herauszulösen, um nicht zu vermischen. Nichtsdestotrotz, meist entscheide ich mich dafür,* *einen Menschen bei seinem Namen zu nennen. Es mag sein, dass der Titel Fokus mehr Distanz schafft. Vor langen Jahren hat mir dankenswerterweise eine Ausbildnerin empfohlen, nicht so nahe an die aufgestellten Personen heranzugehen. Ich habe das gut verstanden, weil es überzeugend ist, und gebe es auch gerne weiter. Dennoch gehe ich nahe heran, das entspricht mir. Manchmal berühre ich auch, doch dann sehr behutsam und ich frage auch, ob das in Ordnung ist."*

BA *„Wieso hast du kein Rückgaberitual mit dieser sichtbaren Gehemmtheit des Vaters angeregt?"*

FT *„Wir hätten das machen können, doch Adele ist in einer Weise auf den Vater zugegangen, dass diese Zugewandtheit nicht unterbrochen sein sollte."*

TN *„Adele hat von Diebstahl gesprochen, ging es da um Schuld?"*

FT *„So waren die Worte, doch das, was Adele ausdrückte, war Bewunderung. Es war wesentlicher, den Segen vom Vater annehmen zu können, um etwas, das er nicht ausreichend in dieser Weise ins Leben bringen konnte, für sich zu gestalten. Um frei zu sein. Es ist doch gut, etwas annehmen zu können, z.B. die eigene Kreativität. Kinder dürfen von ihren Eltern annehmen. Menschen dürfen annehmen, was ihnen mit Freude angeboten wird, und dann können sie auch ihre Dankbarkeit spüren und zum Ausdruck bringen."*

BG *„Ich konnte dem Prozess der Aufstellung sehr gut folgen und für mich war der Ausdruck der Gefühle und die zugehörige Körperhaltung auch durchaus kongruent. Als sie sagte, dass das Wort Scheiße keine Lösung für sie darstellt, da war sie ganz bei sich. Hat mir gut gefallen. Es war schön, die lebendige Freude zu sehen, die sich zum Schluss eingestellt hat."*

BA *„Da ging es um mehr als um den Abschluss eines Studiums, mir war, als hätte sie darüber hinaus etwas viel Wesentlicheres begriffen. Die Szene mit dem Vater war nicht nur annehmend, sondern auch ein Abschied, hin zur Freiheit. Da hätte man wirklich nicht weiter daran arbeiten müssen, es war so einfach, so undramatisch."*

FT *„Ein gutes Beispiel für das, was ich Genügsamkeit nenne."*

Übung in Bewegung: Ich richte mich aus

Phase 1

Suche einen Ort im Raum, an dem du ausreichend Platz hast, um ein Bein nach vorne zu stellen und einen Arm ausstrecken zu können. Stelle dich so, dass die Entfernung deiner Füße ungefähr der Schulterbreite entspricht.

Fokussiere einen Punkt im Raum, dem du eine für dich wünschenswerte Bedeutung gibst, ein Ziel, das du ins Auge fassen möchtest, was auch immer in dir auftaucht und im Augenblick wesentlich ist, doch du kannst diesen Punkt auch ohne Inhalt anvisieren.

Lege deine beiden Hände über den Nabel und richte deine Aufmerksamkeit auf den Atem, so dass du die Bewegung der Bauchdecke gut wahrnehmen kannst, die linke Hand bleibt am Nabel liegen, die rechte Hand führst du entlang der Körpermitte bis zu deinem Brustbereich.

Ziehe die rechte Hand dann in Richtung des gewählten Punktes, mach mit dem rechten Bein gleichzeitig einen Schritt in diese Richtung. Die Worte

„Ich richte mich aus"

begleiten die Bewegung. Die rechte Hand kehrt zurück zum Nabel, linke Hand und linkes Bein wiederholen die Bewegung, die Worte

„Ich richte mich aus“

begleiten die Bewegung. Wichtig ist, dass du dem Hinaufgleiten der Hand im Kontakt mit dem Körper aufmerksam folgst, so die Verbindung zwischen Bauch und Herzbereich herstellst und die Kraft des Beckens zum Brustraum führst.

Phase 2:

Du stehst weiterhin in der beschriebenen Position, Füße in etwa entsprechend der Schulterbreite, Hände über dem Nabel, rechte über der linken.

Ziehe die rechte Hand in Richtung Brustmitte und dann schräg nach oben über dein linkes Ohr. Arm ist ausgestreckt, als würdest du etwas durchtrennen, dann ziehst du deine Hand von links oben, der rechten äußeren Handkante folgend nach rechts unten zur rechten Hüfte, zum rechten Oberschenkel. Das rechte Bein geht einen Schritt nach vorne.

Die Worte
„Ich durchtrenne meine Fesseln“ oder „Ich durchtrenne meine Schleier“

begleiten die Bewegung. Hände zurück zum Nabel, einen Atemzug verweilen.

Dieselbe Bewegung mit der linken Hand, vom Bauch zur Brust, Arm und Hand gestreckt über dem rechten Ohr und schräg nach unten zur linken Hüfte, bzw. zum Oberschenkel. Wiederhole den Satz

„Ich durchtrenne meine Fesseln“, oder „Ich durchtrenne meine Schleier“.

Phase 3:

Stehe wie oben beschrieben mit beiden Händen über dem Nabel, ziehe beide Hände gleichzeitig nach oben bis zur Brustmitte und führe sie vorne in die Haltung einer offenen Schale. Die begleitenden Worte sind

„Ich bin bereit zu geben."

Führe die Hände zurück zu deiner Brustmitte. Die begleitenden Worte sind

„Ich bin bereit zu nehmen."

Mache diese beiden folgenden Bewegungen zu einer fließenden Einzigen. Führe jedoch beide Hände immer wieder zurück zum Nabel, dann hinauf zum Herzen, hinausgebend an etwas oder jemanden und zurücknehmend zur Brustmitte.

Abgesehen von den formulierten Absichtserklärungen ist die Übung sehr zentrierend und einbeziehend. Die Übung kann sehr wirkungsvoll sein, wenn sie von Musik begleitet wird, die den einzelnen Phasen entsprechen.

Es ist wesentlich, die Bewegungen exakt anzuleiten, vor allem in den beiden ersten Phasen, die sehr intensiv sein können, wenn es zugelassen wird und wenn zum Experimentieren eingeladen wird.

ZUSAMMENFASSUNG ZUM THEMA FEUER

Mythos, Körper, Psyche

Prometheus, der Feuerbringer, der Vorausdenker, der Mentor der Menschheit; der, der das Licht aus dem Sonnenwagen stahl. Der Wärmespender.

Moloch - ein Gott, der mit Brandopfern assoziiert ist.

Das innere Feuer, die Begeisterung, der Mensch als intentionales Wesen.

Vom Wunsch zur Verantwortlichkeit, Aggression als lebenserhaltender Antrieb, Aggression als lebensfeindlicher Impuls, die angstvoll zurückgehaltene Aggression als Wurzel psycho-somatischer Erkrankungen.

Das Verbrennen seelischer Schlacken, Intention und Hingabe. – Der transformierte Wille.

Wärme, Kälte, Beschleunigung, Erlahmen, Kraftvoll, Antrieb, fehlender Antrieb, Begeisterung, Zorn.

Fragestellungen bei Aufstellungen:

Antriebslosigkeit, Unfähigkeit eine Handlung abzuschließen, Unfähigkeit zu entscheiden,

Aggression, Selbstsabotage.

Aufstellungsformate:

Aufstellung im Kreis der Gruppe: mit einem Innenkreis, der das Erwünschte, das Gewollte als Anliegen hat.

Mittelkreis Das, was mit dem Verbot zu wünschen und zu bekommen zu tun hat.

Außenkreis Das, was hilfreich ist, wobei nicht vorgegeben ist, was es bedeutet.

Core Transformationsaufstellung

Zielannäherungsaufstellung

Aufstellung des Wunders - Lösungsaufstellung

Ich-Selbst-Aufstellungen

Mir erscheinen mir für die Arbeit mit dem Element Feuer die folgenden Aufstellungsformate von Insa Sparrer und Matthias Varga von Kibéd nützlich. Daher werden diese Formate im Folgenden erläutert. Ihre Systemischen Strukturaufstellungen / SyST und die Lösungsauf-stellung von Steve de Shazer und Insoo Kim Berg ergänzen sich.

Systemische Strukturaufstellungen

Systemische Strukturaufstellungen sind lösungsfokussiert und folgen in vielen Aspekten der Schule von Milwaukee, die von Steve de Shazer und Insoo Kim Berg gegründet wurde (Solution Focused Therapy SFT). Die beiden vertraten die Auffassung, dass Problem und Lösung im Prinzip voneinander unabhängig sind. Um eine Lösung zu finden, müssen wir daher als BeraterInnen den Inhalt des Problems nicht kennen. In ihren Beratungen fragten Steve de Shazer und Insoo Kim Berg also daher niemals nach Schwierigkeiten, sondern suchten nach Ausnahmen, erforschten mit Ihren KlientInnen noch unentdeckte Ressourcen und arbeiteten mit der Wunderfrage (siehe unten).

Dieser Ansatz verneint das Problem also nicht, er schlägt nur einen anderen Zugang vor, bei dem sich die Sicht verändert und damit andere Denkmuster und andere Handlungen möglich werden.

Gleichzeitig eignet sich das lösungsfokussierte Vorgehen gut, um klare

Ziele zu kreieren. *„Woran würden Sie merken, dass sich das Thema, mit dem Sie hergekommen sind, gelöst hat?“* ist eine der nützlichsten Fragen bei jeder Beratung. Auf diese Weise erreichen wir meistens schon im Vorfeld ziemlich genaue Zielvorstellungen und Ideen über einen ressourcenreicheren Zustand.

Das lösungsorientierte Vorgehen der Schule von Milwaukee ergänzt sich mit der Sichtweise der Systemischen Strukturaufstellungen (SyST), wonach wir unsere Welt immer selbst konstruieren und damit auch die Möglichkeiten haben, uns bewusst Lösungen zu zuwenden.

Die Wunderfrage

ist Teil der lösungsfokussierten Beratung der Schule von Milwaukee. Wir erfahren durch sie, was Menschen wollen, wenn sie darauf vertrauen, dass Lösungen möglich sind, die einem Wunder gleichkommen. Diese ist nicht nur Frage, sondern ein Prozess, durch den wir unsere KlientInnen führen, eine Reise in eine Zukunft, die zur Gegenwart wird, indem das Wunder als realer Seins Zustand erlebt werden kann. Wir erfahren, wie sich das Leben verändert, wenn das Problem gelöst ist.

Die Wunderfrage wird daher immer in den Alltag eingebettet, damit das Wunder nicht zu etwas Unerreichbarem, Abgehobenem wird, das zwar während der Beratung existiert, dann aber wieder verschwindet.

Die Lösungsaufstellung ist also eine direkte Übersetzung der SFT *(solution focused therapy)* in eine Systemische Strukturaufstellung. Hier wurden von Insa Sparrer die stärksten Vorteile der beiden Methoden, nämlich die bildliche Darstellung von Problemen, gekoppelt mit einer gezielten Lösungsfokussierung, vereint und zu einem geglückten miteinander verwoben.

Das Forschungsprojekt in Richtung Lösung bedingt ein Vorgespräch, in dem nicht nur das Ziel, sondern auch die Ausnahmen zum Problem definiert werden. Das heißt, dass wir immer auch fragen, ob es schon einmal besser, leichter oder anders war.

Wir können mit dieser Aufstellungsform:

- Lösungen für die Gegenwart erkennen - z.B. günstige Handlungsalternativen, nächste Schritte, Ressourcen die schon da sind, usw.
- Lösungen für die Vergangenheit finden – z.B. Einbeziehung eines ausgeschlossenen Mitglieds des Unternehmens oder der Familie, Versöhnung mit schwierigen Ereignissen, Ressourcen, die es schon einmal gab, Fähigkeiten, die früher schon erworben wurden usw.
- Lösungen für die Zukunft erleben - z.B. die Erfahrung des Zustands, wenn das Ziel erreicht ist.

Meistens gelingt es, dass unsere KlientInnen spätestens bei der Frage nach dem Wunder ihre Haltung aus der Problemorientierung in einen hoffnungsvolleren Zustand verändern können.

Die Teile der Lösungsaufstellung:

- der Fokus
- das Ziel
- die Ausnahmen (zum Problem)
- das Wunder und der Kontext des Wunders (also die Umgebung, wer oder was nimmt auf das Wunder Einfluss)

Das Tetralemma[24]

Die Tetralemmaaufstellung ist eine der interessantesten Entwicklungen von Insa Sparrer und Matthias Varga von Kibéd. Sie dient vor allem der Entscheidungsfindung, der Vereinigung von Gegensätzen, der Klärung von Standpunkten, der Überprüfung von Werten, der Aufhebung von Blockaden, der Sichtbarmachung von Übersehenem usw. Sie kann sowohl in Organisationen als auch im persönlichen und kreativen Bereich sehr gut eingesetzt werden.

Die beiden ersten Positionen des Tetralemmas, „Das Eine“, gegenüber dem „Das Andere“, zeigen zwei Handlungsalternativen, die eine Entscheidung erschweren und in der Gebundenheit verharren.

Die Position „Beides“ ermöglicht eine Verbindung herzustellen über sowohl als auch

Die Position “Keines von Beiden“ öffnet den Blick auf das eigentliche, persönliche Thema.

Die fünfte Position das freie Element bewegt sich den Impulsen entsprechend und vertritt den philosophischen Blick im Sinne „und selbst dies nicht und auch das nicht“. Damit werden alle logischen Gedanken und Abfolgen bewusst aufgehoben.

Die Teile der Tetralemma-Aufstellung:

- Das Eine
- Das Andere
- Beides
- Keines von Beidem
- Der Fokus
- Die fünfte Position (ein freies Element)

Versehentliche / verdeckte Aufstellung:

Matthias Varga von Kibéd weist darauf hin, dass wir auch an Bushaltestellen versehentlich in Schicksale der Wartenden eintauchen können. Er nennt das „versehentliche Aufstellung“.

StellvertreterInnen in einer Aufstellung drücken manchmal präzise Gefühle aus, die aus einem System kommen, über das sie kaum Informationen haben. Ja manchmal werden ganze Sätze ausgesprochen, die in einer Familie häufig verwendet wurden. Besonders eindrucksvoll ist dies in einer **verdeckten Aufstellung**, in der die RepräsentantInnen keinerlei Informationen haben. Die RepräsentantInnen wissen nicht, ob sie nun eine Person, ein Ereignis oder eine Qualität repräsentieren.

Das Feuer.... aus der Sicht Nachdenklicher Hühner[25]

Ein pyromanisches Huhn spazierte mit einem Streichholz im Schnabel herum. „Ich könnte alles verbrennen“, sagte es, „aber ich verbrenne nichts, weil ich ein zivilisiertes Huhn bin.“ Von den anderen Hühnern in die Enge getrieben, gestand es schließlich, dass es deshalb kein Feuer lege, weil es nicht imstande sei, das Streichholz anzuzünden.

Luigi Malerba

Das Element Luft

Fokus auf die Themen:

Körper und Sinne; Atem des Lebens

Den Körper erspüren; das Tor der Sinne

Luft, die unsichtbare Notwendigkeit, die Kraft des Unsichtbaren, die uns leben lässt.

Das Unsichtbare, das wir ergründen können, wenn wir wahrnehmend unsere Sinne entwickeln, auch den Sinn für das Atmosphärische. Luft, die uns Inspirationen schenkt und uns einlädt, Visionen auftauchen zu lassen. Luft ist dem Abstrakten zugeordnet, der Fähigkeit des Denkens, der Entwicklung des Denkens, der Klarheit.

In scheinbarem Gegensatz zum Element Luft, das eigentlich auf das Unsichtbare hinweist, befasse ich mich in diesem Kapitel mit dem Körper und seinen Sinnen, also mit dem was sichtbar und greifbar ist. Jedoch ohne Atem, ohne das Element Luft, kann der Körper nicht existieren, der Atem begleitet das In - die - Welt - Kommen des Körpers von der ersten Sekunde an. Das bedeutet, dass dieser Abschnitt sich dem Sichtbaren, dem Greifbaren und dem „Nicht Sichtbaren“ (in Unterscheidung zum Unsichtbaren) zuwendet. Die Sinne verbinden das Aussen mit dem Innen.

Dem Element Luft wird das Denken zugeordnet:

- Wie sind deine Gedanken?
- Sind sie deine Freunde, sind sie deine Feinde?
- Bist du dir Freundin, bist du dir Feindin?
- Bist du dir freundlich gesonnen, bist du dir feindlich gesonnen?
- Welche Gedanken, welche Überzeugungen erfreuen dich?
- Mit welchen Gedanken, Überzeugungen schadest du dir?
- Welcher Art sind die Gedanken, die du loslassen möchtest?

Um dem Element Luft und den damit verbundenen Themen nahe zu kommen, beginne ich mit einer geleiteten Meditation: Mit der Hinwendung zum Körper wende ich mich danach den Sinnen zu. Der Fokus liegt auf dem Atem.

Meditation: Körper und Geist zusammenbringen

Bringe deinen Körper im Sitzen oder Liegen in eine angenehme Lage, atme einige Male ganz bewusst und auf deine Weise ein und aus.

Wie auch immer dein Atem ist, tief oder seicht, langsam oder rasch, du betrachtest deinen Atem absichtslos und stimmst zu. Auf dieser Stufe der Meditation bringst du deinen Körper zunächst zur Ruhe, um ihn mit dem Geist verbinden zu können. Dabei hilft es, die Aufmerksamkeit ruhig und klar auf den Kontakt deines Körpers mit der Unterlage zu lenken.

Es kann dir auch helfen, dir zu sagen:

„Mein Körper ist ruhig, mein Geist ist still und klar!“

Wenn dies für dich nicht stimmig ist, so denke:

„Möge mein Körper ruhig und möge mein Geist still und klar sein."

Du atmest ein, und mit dem Einatmen denkst du: „Möge mein Körper ruhig sein." Du atmest aus und mit dem Ausatmen denkst du: „Möge mein Geist still und klar sein." Du wiederholst dies einige Male und nimmst allmählich die begleitenden Gefühle und Empfindungen wahr, die sich dir im Körper erschließen.

Beginne nun deine Aufmerksamkeit zu deinen Zehen und Fußsohlen zu bringen und lass ganz bewusst den Gedanken an Ruhe dorthin gleiten, so dass sich Ruhe in diesem Bereich einstellen kann. Mach dies drei Atemzüge lang, dehne die Empfindung von Ruhe in deinen Füssen aus. Auch ins Innere des Fußes. Lass' das Gefühl der Ruhe sich in beiden Beinen ausbreiten; langsam führst du mit dem Atemstrom diese wohltuende Empfindung über Unterschenkel, Knie und Oberschenkel nach oben bis zum Becken und genießt dann die Ruhe in beiden Beinen. Wenn sich in irgendeinem Bereich Verspannungen zeigen, so nimm es an als Erfahrung dessen, was du gerade empfindest, und du kannst es dir dennoch erlauben, Ruhe zu empfinden. Das eine so wie das andere.

Du lässt deine Aufmerksamkeit und die Wahrnehmung von Ruhe in dein Becken wandern – du verweilst einige Atemzüge lang; lass die Ruhe sich in deinem Becken ausbreiten, lenke dann deine Aufmerksamkeit in den Raum zwischen Becken und Brust und erlaube dir, an der wohligen Empfindung teilzuhaben. Du entspannst dich mehr und mehr hinein in diese Ruhe - und lässt es deine Muskeln wissen, dass es ganz in Ordnung ist, sich zu lockern, auch in der tiefliegenden Muskulatur darf sich diese Lockerung sich ausbreiten. Du bleibst ganz in der Absichtslosigkeit und genießt es einfach, da zu sein. Und dieses Wohlbefinden mag sich weiter im ganzen Brustkorb ausdehnen und diesen Raum füllen, vom Bereich des Brustbeins bis rückwärts zur Wirbelsäule, und seitwärts zu den Rippen und tief in deine Lungen und in das Herz hinein. Hier hältst du ein wenig inne, die Ruhe fließt sogar noch weiter zu deinen Schlüsselbeinen, deinen Schultern und allmählich durchströmt dieses wohlige Empfinden auch deine Arme bis hin zu den Fingerspitzen. Auch im Schulterbereich beginnen die Muskeln, sich zu entspannen, tief hinein, und auch der Nacken hat daran Anteil, so dass sich allmählich, Ruhe und Entspannung ausgehend von der Schädelbasis, über das Hinterhaupt zum Scheitel und in den Bereich deines Gesichtes ausdehnen. Alles Bemühen deines Gesichtes darf sich auflösen, denn nichts ist zu tun, nur zu sein, und dein ganzer Körper ist da und du genießt ihn und lässt dein Gewahrsein nochmals darüber gleiten.

In diesem Zustand der Ruhe und Entspannung wirst du allmählich der Lebendigkeit in dieser Ruhe gewahr. Es mag sein, dass jetzt oder einige Atemzüge später die Lebendigkeit und Kostbarkeit deines Körpers immer deutlicher, immer klarer in dein Bewusstsein tritt und du vielleicht sogar mit Dankbarkeit erfüllt bist, und wenn du spüren kannst, dass diese Gefühle und Empfindungen dich ganz erfüllen, dann dehne diese Wahrnehmung über den Körper hinaus in den Raum aus, indem du dich jetzt befindest. Dehne diese Gefühle, diese Empfindungen sogar darüber hinaus, lass sie sich ausbreiten über die Gegend, in der du bist, und lass die Ruhe sich ausbreiten an Orte und Bereiche, die dein tägliches Umfeld sind, an Orte, die dir wesentlich erscheinen, und erfülle schließlich alle Länder, das ganze Universum mit diesem Wohlbefinden der lebendigen Ruhe.

Wenn sich irgendwo im Körper Unruhe eingestellt hat, oder Gefühle der Abwehr oder Langeweile da sind, so mach dir bewusst, in welchem Bereich deines Körpers sich diese Empfindungen eingenistet haben, und lass dich vom Bild, z.B. einer Wolke unterstützen, die diese Blockade im Körper darstellt und lass sie mit dem Aus-Atem gehen. Du kannst sie auch ausatmend mit der Silbe HAA loslassen. Gib' dir Zeit für diesen Vorgang, so dass du dies wirklich wahrnehmen kannst. Und erfreue dich dann an deinem Körper. Wenn du wahrnimmst, dass die Wolke noch irgendwo im Raum ist und Du von Unbehagen erfüllt bist, dann sag ihr: „Ich lass dich ziehen, ich halte dich nicht", und sieh ihr dann freundlich nach und freue dich über die Ruhe, Lebendigkeit deines Körpers, und danke deinem Geist und deinem Herzen.

Wenn du deine Lage verändern möchtest, so tue dies jetzt, bevor wir uns den Qualitäten des Elementes Luft zuwenden. Du sorgst für einen guten Platz und eine gute Lage. Und du wendest Dich dem Element Luft zu. Ein Element, das auch mit der Fähigkeit des Denkens verbunden ist. Diese Fähigkeit kann immer feiner werden, wenn du zulässt Körper, Herz und Gedanken zu verbinden. Mag sein, dass du dir der Möglichkeit bewusst bist, nicht nur deinen Atem, sondern auch deine Gedanken lenken zu können, und sie auf ihre Lebensfreundlichkeit zu prüfen.

Du weißt, dass du von Luft umgeben bist und über dir der Himmel ist; der Himmel mit sich bewegenden Wolken, Luft ist formlos und unsichtbar, unsichtbare Kraft. Luft ist Leben, Luft durchdringt dich und löst unendlich viele Prozesse in dir aus. So schenke der Luft, die du einatmest, deine Aufmerksamkeit und deine Dankbarkeit. Du nimmst wahr, wie die Luft in dich hineinströmt und dich wieder verlässt, und es ist gut, dies ganz körperlich wahrzunehmen und den einströmenden Atem zu genießen, über Mund oder Nase. Folge dem Atemstrom über die Rückseite des Rachens, durch die Luftröhre zu den Lungen, nimm die Dehnung des Brustraumes und das Heben der Bauchdecke wahr. Beachte die Auswirkung, die dies in dir auf der körperlichen Ebene auslöst. Und es mag sein, dass du das in all seiner Feinheit erfahren kannst, in all seiner Sanftheit und Kraft.

Du spürst ganz sicher, welche Bereiche sich besonders leicht füllen, wenn dein Brustbereich sich zu dehnen beginnt, doch achte auch darauf, wo du Spannung und Blockade wahrnimmst. Und wenn du dies möchtest, kannst du dies auch als gerade noch verschlossene Tür zu etwas Neuem verstehen, zu einer Erweiterung, die in dein Leben treten darf. Die dich in eine neue Qualität führen kann, dich einen neuen Geschmack erleben lässt. Und du kannst dir auch sagen, die Türe kann aufgehen, langsam oder rascher, genauso, wie ich es brauche. So nimm dein Erleben ganz körperlich, ganz sinnlich wahr, und es mag sein, dass du dies sehr lustvoll und klar erlebst. Du erlebst den Ein- und Aus-Atem in Leichtigkeit und du lässt dich mit all deinen Sinnen auf den Atem des Lebens ein, genauso wie er ist.

Stell dir vor, du bist auf dem Gipfel eines Berges, du nimmst die klare Sicht wahr, nimmst die Weite um dich herum wahr und wie klarsehend du bist, wenn du diese heilsame Distanz erlebst. Mag sein, dass deine Gedanken zur Ruhe kommen und du ganz in der klaren Wahrnehmung und Unterscheidung bist.

Auch Leichtigkeit ist der Luft zugeschrieben. Denke an den mühelosen Flug eines Vogels, und lass dich durch das Bild der schwebenden Wesen inspirieren, sodass dein Körper, so wie du hier sitzt oder liegst, an Leichtigkeit, an Freiheit, an der Weite des Raumes teilhaben darf. So atme sanft und leicht und frage dich, in welchen Bereichen meines Lebens brauchen Geist und Körper diese Qualität, diese Leichtigkeit und Beschwingtheit, diese mühelose Anpassung an verschiedene Situationen. Nimm dir Zeit, dich auf Qualitäten wie Leichtigkeit, Weite, innere Beweglichkeit, Beschwingtheit und Klarheit zu besinnen, lass diese Begriffe auf dich wirken. Mach dir bewusst, dass dein Körper die Sprache der Gedanken versteht, wenn sie mit sinnlicher Erfahrung verbunden sind.

In welchem Bereich deines Lebens brauchst du Weite, brauchst du Raum, welche Bilder, Klänge, Farben, welche Gedanken können dich unterstützen?

In welchen Bereichen deines Lebens brauchst du Leichtigkeit und Frische, wie kannst du diese Qualitäten in dir sinnlich wahrnehmen und stärken?

Du machst dir auch bewusst, welche der Qualitäten du besonders gerne in dein Leben einbeziehen möchtest, welche dieser Qualitäten du besonders gut empfinden kannst, welche dieser Qualitäten in dir wenig ausgebildet ist, wenngleich du sie brauchen könntest:

Weite, Klarheit, Leichtigkeit, Erkenntnisfähigkeit, Offenheit, Kreativität.

Welche dieser Qualitäten brauchst du und hast sie vielleicht vergessen und vergisst sie immer wieder? Lass die Gedanken zu, die sich heilsam in dir auswirken. Lass die Gedanken zu, die du empfinden und spüren kannst und die dich erfreuen. Welcher Gedanke, welche Empfindung, welche sinnliche Wahrnehmung darf dich begleiten, und steht jetzt ganz am Anfang und darf sich ausweiten? So atme das ein, was du brauchst. Lass das gehen, das du nicht mehr brauchst. Und genieße deinen Körper, genieße es, wenn die Lungen sich weiten, so wie auch dein ganzer Brustraum.

Nun erinnere dich an den Atem der Luft: In der Sufi-Tradition atmet man bei dem Element Luft durch den Mund ein und auch aus. Du lässt dich ganz langsam darauf ein, um diesen Atem eine Weile zu erleben und verbindest dich so mit der Qualität, die du nähren willst. Du bleibst noch mit dir verbunden.

Bewegungsmeditation

Musikempfehlung: Klavier, Harfe

Nun stehst du ganz langsam auf, um in Bewegung zu kommen und dich in dieser Leichtigkeit auch durch den Raum zu bewegen; den Raum wahrnehmend, der dich umgibt.

Du machst es auf deine Art, und du genießt deinen Körper in der Bewegung und spürst nach, wie es ist, wenn du die Schwerkraft wahrnimmst. Du nimmst wahr, wie es ist, den Boden unter den Füßen zu spüren, den Raum um dich wahrzunehmen, das Unten mit dem Oben zu verbinden.

Spür die Bewegung, danke deinem Körper. Spür die Bewegung, gib Dank an dein Herz.

Luft ist Leben, Leben kann auch Freude sein.

Vielleicht kannst du auch wahrnehmen, dass dein Körper sich freut. Jeder Atemzug Lebendigkeit. Jeder Atemzug Präsenz. Jeder Atemzug Klarheit des Geistes.

Stehe still und spüre nach; frage dich noch einmal und beziehe auch deine Herzenskraft mit ein. Welcher Qualität der Luft, will ich in mir nun mehr Raum geben, damit sie sich entwickeln kann?

Was steht dem gerade noch im Weg?

Was sagt dir dein Herz, wenn du JA zu dir sagst? Ja zum Leben, ja zu dem, das dich erfüllt, selbst ein Ja zur Unruhe, zur Spannung, wenn du annimmst was ist, dann kann es sich verwandeln.

Und dann: willkommen Weite, danke für Klarheit, willkommen Leichtigkeit, danke für innere Beweglichkeit, danke für schöpferische Kraft und wieder und wieder und wieder. Dann gehst du ganz langsam zu deinem Platz zurück, um Notizen zu machen.

Reflexionen der TeilnehmerInnen / TN + FT (Franziska Tillmanns)

Was hat im Besonderen angesprochen, was hat bewegt?

TN *„Mir ist der Zusammenhang zwischen Körper und Geist und auch der Unterschied zwischen Wissen und Wissen und Denken und Denken sehr klargeworden. Denken kann leer und voll sein. Wissen kann leer sein oder in seiner Fülle nachvollziehbar."*

TN *„Mir haben sich über die Bewegung die unterschiedlichen Schichten von Leichtigkeit gezeigt. Es war wie eine Einladung, diese unterschiedlichen Ebenen zu ergründen. Das möchte ich gerne näher betrachten und auch sehen, was mich so oft von dieser Leichtigkeit des Seins trennt. Also die unterschiedlichen Varianten der Leichtigkeit will ich im Blick behalten."*

FT *„Vielleicht die ‚Unerträgliche Leichtigkeit des Seins'[26]. Kennt ihr das Buch oder den wunderbaren Film"?*

TN *„Ich konnte die Weite wahrnehmen, und gleichzeitig ist mir die Beschränkung durch unsere Kultur bewusst geworden. Das hat mich ziemlich traurig und zornig gemacht. Es ist wie ein Käfig, wie die Hühner auf engem Raum, die wir immer so bemitleiden. So unfrei fühle ich mich manchmal."*

FT *„Wenn man über die Leichtigkeit zur Freiheit gelangen will, hat das seinen Preis, und der heißt Selbstverantwortung übernehmen, Mut fassen und Grandiosität aufgeben. Freiheit und Weite haben wohl viel miteinander zu tun und Grandiosität steht beiden im Wege."*

TN *„Ich möchte sehr gerne eine Aufstellung zum Thema Atmen machen, denn damit habe ich immer Schwierigkeiten."*

TN *„Ich kann den Zusammenhang zwischen Luft und den Sinnen nicht ganz nachvollziehen."*

FT *„Denken ist der Luft zugeordnet. Über die Sinne Erfassbares ist ein Beitrag zur Komplexität der Denkfähigkeit und führt aus Dumpfheit, Blindheit, Taubheit und der selbst gewählten Einschränkung heraus. Denken, das durch sinnliche Erfahrung gespeist ist, wird in Erkenntnis münden. Im besten Falle denken wir, um zu erkennen. Die Verfeinerung der Sinneswahrnehmungen ist eine „sinnvolle" und notwendige Zutat für den Erkenntnisprozess."*

Einführende Bemerkungen zum Thema Sinne

Der Hörsinn

Er ist der Luft zugeordnet und er wird sehr widersprüchlich beschrieben: Ist er tatsächlich der erste Sinn ist, der sich im Mutterleib entwickelt? Denn auch vom Tastsinn wird berichtet, dass er sich schon in der 8. Schwangerschaftswoche entwickelt. Auch der Geschmacksinn zeigt sich früh und Geschmacksknospen sind ab der 16. Woche ausgebildet.

Der Sehsinn

Er ist in unserer Kultur der Sinn, der unser Leben am meisten bestimmt, allerdings verschiebt sich dies in Städten, wir sind vermehrt auf auditives Sensorium angewiesen. Anders als der Hörsinn, der zur Zeit der Geburt schon sehr ausgebildet ist, entwickelt er sich zuletzt.

In diesem Seminar wende ich mich nicht nur den Sinnesorganen zu, vielmehr geht es hier um die Entwicklung der inneren Sinne, auch, um den Sinn zu finden durch unsere Sinne.

Sie führen uns hinaus in die Vielfältigkeit, weiter und weiter, und dies ist ein wundervolles Abenteuer, das wir genießen können, mit nahen Menschen in der Umarmung, im Lauschen auf einen Ton, im Versinken in den

Farben und den Formen der Natur, im Schmecken einer Walderdbeere.

So lassen wir einen Moment des dankbaren Staunens zu über diese wunderbaren Geschenke, die wir über unsere Sinne erfahren. Staunen ist uns Menschen eigen. Doch über die Ansprüche und die Vielfalt des Alltags gerät der gute Gebrauch der Sinne in Vergessenheit und wir werden zu unbewussten Gefühlen und Handlungen eingeladen und verführt. Doch die Sinne sind wunderbare Gaben, wenn wir ihrer gewahr sind, wenn wir wach und klar sind.

Manchmal erscheint uns das, was über die Sinneskanäle eindringt, dunkel zu sein. Aber wir können darauf vertrauen, dass wir es ertragen können, weil wir auch das Wissen um das Gute und das Schöne haben. Wenn wir uns in der nächsten Übung dem Hören zuwenden, dann erfahren wir die Unterschiedlichkeit von Hören und Lauschen.

In den Städten sind wir den Alltagsgeräuschen ausgeliefert, all dem Hupen, Bremsen, den Feuerwehrsirenen, den Geräuschen der Rettungswagen, dann hören unsere Ohren, doch diesen Klangteppich nehmen wir meist nur am Rande zur Kenntnis.

Was aber geschieht, wenn wir in Resonanz gehen, wenn ein Klang uns ergreift und wir ergriffen sind? Genauso ist es auch beim Sehen, wenn vor einem Berg die Nebel weichen, dann sehen wir ihn nicht nur, sondern er zeigt sich uns, er erscheint und wir haben Verbindung zu ihm, ja wenn wir noch einen Schritt weitergehen, dann spricht er uns an, er spricht zu uns. Das ist nicht nur magisches Denken, nein, er löst etwas aus in uns, er erinnert uns an ein Gedicht, wir wachsen über materielle Denkschemata hinaus und bewegen uns auf anderen Ebenen unserer Seelenwelt. Das kann uns befreien aus dem „Hühnerleben“, wie es vorhin beschrieben wurde, und vielleicht wird auch eine ganz andere Ebene erreicht, eine Ebene der Leichtigkeit und Freiheit.

Hören und Lauschen öffnen ein Tor zur Seele

Übungen, die den Sinnen gelten, sind wesentlich, um Aufmerksamkeit zu schulen, um präsent zu sein und um Angst zu mindern. Die folgende Übung ist besonders schön, wenn sie in der Natur gemacht werden kann. Sie ist als Meditation zu verstehen und kann den Unterschied zwischen Hören und Lauschen deutlich machen.

Hören, Klang und Luft stehen in Zusammenhang. Zum Element Luft gehören auch Empfindungen von Vibrieren oder Stille. Ersteres ist wahrnehmbar, wenn Worte aufmerksam gesprochen werden und man dem Klang in sich folgt. Als Beispiel nenne ich arabisch gesprochene Qualitäten, die den Göttlichen Namen[27] zugeordnet sind. Ein Name, der zum Element Luft gehört, ist QUDDUS, das Heilige, das Vollkommene; es ist das, was uns geschenkt wird. Auch ḤAYY, die Essenz des Lebens, das Leben über das Leben hinaus, gehört zum Element Luft. Wenn der Klang dieser Namen stimmlich nachvollzogen bzw. gehört wird, empfiehlt es sich mit dem ganzen Körper zu hören, und die leichte Vibration, die im Körper entsteht, zu spüren.

Übung des Lauschens

Bei dieser Übung nimmst du deine Ohren wahr als die Wunderwerke, die sie sind.

Von ihrer äußeren Gestalt bis zu den feinst geformten Knöchelchen im Inneren und mit ihrer Verbindung zum Gehirn.

Die Übung wird zur Einstimmung von Musik begleitet, dann werden die Geräusche der Umgebung wahrgenommen und du lauschst auch der Stille.

Die Übung wird wahlweise im Sitzen oder in der Natur im langsamen Gehen gemacht werden.

♫ Musikempfehlung: Glenn Gould, Bach Concerto Allessandro in D-Minor, Xandinha, Cesaria Evora

Wende deine Aufmerksamkeit der Musik zu. Lass die Musik durch deine Ohren eindringen und erlaube der Musik sich in deinem Körper auszubreiten.

Du sitzt bequem und schließt deine Augen, dein Atem fließt ganz mühelos, so dass dein Körper zur Ruhe zu kommen kann und du lauschst der Musik, die nun ganz leise erklingen wird. Du öffnest deine Ohren für die Töne, die nun erklingen, du öffnest deinen Körper den Rhythmen, die dich erreichen. In welcher Weise bewegen dich die Töne. Sei ganz deine Ohren und stell dir vor, dass deine Ohren mit dem Herzen verbunden sind. Lausche und folge der Musik, mag sein, dass sie dich in deinem Herzen berührt. Gib dich der Musik hin.

Nun wird die Musik immer leiser und verklingt und du beginnst den anderen Geräuschen, die um dich sind, deine Aufmerksamkeit zu schenken. Sind die Geräusche leise, weit entfernt oder nahe, schmeicheln sie deinen Ohren oder irritieren sie dich. Lass dir Zeit, dich darauf einzustellen, dann wähle ein Geräusch und folge ihm, mag sein, dass es ganz leise wird und allmählich verklingt, es kann auch sein, dass es immer lauter wird und sich allmählich und langsam entfernt. Nach einer Weile, ganz wie es dir beliebt, nimmst du ein zweites Geräusch dazu und öffnest dich den zwei Geräuschen oder Lauten, die dein Ohr und - das mag sein - auch dein Herz erreichen. Welcher der Klänge erreichen dich derart, so dass du in Resonanz gehst? Von welchem der Geräusche lässt du dich wirklich erreichen, welchem der Laute öffnest du dich, welche Klänge, welche Geräusche entzücken dich, welche möchtest du abwehren? Welche Auswirkungen haben Öffnung und Abwehr auf deinen Körper? Nimm den Unterschied wahr, doch erlaube dir ohne Anstrengung wahrzunehmen.

Du kannst beiden zur gleichen Zeit deine Aufmerksamkeit schenken oder du folgst einem und wendest dich dann dem anderen zu.

Und es mag sein, dass es ganz still wird und du der Stille lauschst, mag sein, dass es auch in dir ganz still wird. Und du lauschst der Stille.

Weitere Übungen zu den Sinnen

Übungen für den Sehsinn

Die Augen müssen nichts einfangen, hinter nichts her sein, alles kommt zu ihnen, alles ist da, und die äußeren Reize kommen wie Gäste. Diese Art des Sehens erlaubt es, mit sich zu sein und dennoch verbunden mit dem, das umgibt. Dann schenken sich uns der Raum und das im Raum Enthaltene. Mit diesen Übungen können sich die inneren Sinne entwickeln und die Erkenntnis des wahren Sehens ohne Vorurteil. Sehen, so sagt man, ist durch Verzerrungen mehr gefährdet als Hören.

Übung 1 (Modifikation nach Breema)

Hände reiben; Hände in bewusstem Kontakt, überkreuzt auf dem Bauch. Dann auf der Brust, dann Hände achtsam über den Augen...

3x wiederholen, nach dem dritten Mal die Hände über den Scheitel und das Hinterhaupt führen und über die Brust an die Seiten gleiten zu lassen.

Übung 2

Hände über die Schläfen legen und so aufstellen, dass Daumen und Zeigefinger auf der Mitte der Schläfen zu liegen kommen, horizontal gerade, nach rechts und dann nach links blicken, 3x wiederholen.

Nach oben rechts zu den Fingerspitzen blicken und dann links zu den Fingerspitzen,

3x wiederholen

Zur rechten Handwurzel und zur linken Handwurzel blicken,

3x wiederholen

Augen ruhen lassen. Dann mit geschlossenen Augen 3x nach rechts, dann 3x links kreisen.

Mit geöffneten Augen 3x nach rechts, dann 3x nach links kreisen.

Mit geschlossenen Augen von links oben nach rechts unten und von rechts oben nach links unten blicken; gerade von oben nach unten. Gerade von unten nach oben.

Ruhen

In der Vorstellung die geschlossenen Augen zurückweichen lassen, sodass sie sich dem Hinterhaupt nähern, dort ruhen lassen und dann auch mit offenen Augen weiter ruhen lassen.

Geleitete Imagination: Inneres Auge

Entspannung im Liegen; atme einige Male ein und aus.

Richte deine Aufmerksamkeit auf den Punkt zwischen deinen Augenbrauen. Lass zu, dass es hell und warm wird.

In deiner Vorstellung öffnet sich eine lichte Ebene unter dem blauen Himmel und du beginnst diese Ebene zu durchschreiten. In der Ferne erblickst du ein Gebäude, das dir wie ein Tempel erscheint, mag auch sein, dass es ganz anders aussieht. Du bewegst dich darauf zu - in deiner Zeit - und lässt dieses Gebäude deutlich werden...

Du bist nun schon dort und du betrittst den Raum und in der Mitte siehst du einen Lichteinfall. Du setzt dich oder stellst dich in diesen Lichtkegel und lässt dich vom Licht einhüllen, umfließen.

In dieser Stille und diesem inneren Frieden bist du ganz bei dir und schöpfst aus dir. Du kehrst über den Punkt zwischen den Augenbrauen zurück. Du verlässt den Raum

Der Geruchssinn

Du denkst Rose, nimmst den Duft wahr... eine Rose ist eine Rose ist eine Rose...

Oft wiederholt und doch nie zu viel, denn der Duft verbindet den Körper und die Seele.

Und so sind wird jetzt zum Unsichtbaren und seiner Essenz gelangt, so wie es uns jetzt erfahrbar ist. Und du stellst dir die Rose vor, in einem Garten, du umfängst sie mit den Händen und zart berührst du ihre samtenen Blätter. Mag sein, dass die tastenden Hände über so viel Schönheit staunen.

Der Geschmackssinn

Der Geschmackssinn entwickelt sich in der embryonalen Phase bereits im zweiten Monat der Schwangerschaft; ab dem dritten Monat nimmt das Ungeborene den Geschmack seines Fruchtwassers wahr.

Im Vergleich zu anderen Sinnen ist der Geschmackssinn eher schwach ausgeprägt und schlicht strukturiert. Im Zusammenwirken mit unseren anderen Sinnen, besonders dem Geruchssinn erschließt er uns den Genuss. Dies trägt zur Lebensqualität bei und hat entscheidenden Einfluss auf die Gesundheit und Vitalität des Körpers, und sorgt dafür, dass ausreichend und vom Passenden gegessen und getrunken wird.

Du denkst an ein Senf-Brot: bitter, essigbitter, nein! Süß und schmelzend die Butter unterm Senf und vor allen das Brot!

Das Atmosphärische - ein Sinn?

Ich nehme mir die Freiheit, das erkennende Erfahren des Atmosphärischen den Sinnen zuzuordnen, ein Sinn, der meist im Dunklen liegt und nicht ausreichend als Lösungsansatz für das Zwischenmenschliche beachtet wird. Nur durch Poesie wird er zugänglich und dadurch erkennbar.

Das Atmosphärische ist nicht der sogenannte sechste (was das auch immer heißen mag) Sinn oder vielleicht doch? Dieser muss erst erkannt sein, um nicht als Täuschung seinen Wert zu verlieren. Dennoch manchmal narrt er uns gehörig.

Es ist der Sinn, der sich entwickelt, wenn etwas uns anmutet, wenn die Atmosphäre zu uns spricht. Wenn eine Spannung in der Luft liegt, die nicht greifbar ist. Wenn du einen Raum betrittst, der dich warm anmutet, obwohl er 17° hat. Wenn dir ganz leicht ums Herz wird, wenn du einen Menschen triffst. Wenn du starr wirst und dir die Worte fehlen, wenngleich du viele hast und sich auch sonst kein Grund für das Verstummen findet. Es ist der Sinn, der sich an den flächenlosen Raum richtet und so auch der Luft zugeordnet ist.

Und es ist ein Sinn, den zu entwickeln sich für das Aufstellen sehr empfiehlt.

Eine der Grundthesen Matthias Ohlers: „Was wir als Atmosphären erleben und beschreiben, – im uns interessierenden Sinn – kann immer als hergestellt bezeichnet werden. Es wird aber meist nicht – oder nicht mehr – als hergestellt erlebt.“

Die Wahrnehmung des Atmosphärischen kann einerseits etwas klärend wirken, andererseits können wir an ihr zur Närrin, zum Narren werden. Es geht um Unterscheidung. Die Wahrnehmung des Atmosphärischen hat viele Ebenen und gehört sowohl zum Element Luft, als auch zum Bereich des nächsten Elementes, des Ätherischen.[28]

Aufstellung - Ich und mein Atem

Kurzfassung einer Aufstellung zum Thema:

Ella *„Ich möchte jetzt auch etwas zum Thema Luft genauer anschauen. Sehr oft bekomme ich in Stress-Situationen und beim Loslassen, also da, wo ich an Grenzen stoße, eine Krise mit dem Atem und das fühlt sich dann durchaus lebensbedrohlich an.“*

Vorgespräch:

FT *„Ich und mein Atem'. Wie gefällt dir das? Wir können natürlich deine Lunge aufstellen. Was möchtest du, was spricht dich an und worum geht es dir?“*

Ella *„Hustengeschichten. Starke Schmerzen hier an manchen Tagen.“*

(Sie deutet auf den Brustbereich, spricht sehr klar und ist präsent.)

FT *„Angenommen, es hat sich etwas ins Positive verändern, und an genommen, du hättest diese Attacken nicht mehr, was kann dann sein, was kann sich dann zeigen und woran wirst du es bemerken?“*

Ella *„Also das Erste, das mir einfällt, ist: einfach frei, Freiheit, doch jetzt, wo ich darüber spreche, spüre ich diese Einschränkung, ich spüre sofort diesen Hustenreiz.“*

FT *„Und dann, wenn diese Einschränkung wegfällt?“*

Ella *„Dann habe ich das Gefühl, dass ich Raum, Platz und Freiheit habe. Irgendein Aspekt ist da noch dabei...“* (schweigt eine Weile)

FT *„Das wird sich dann schon zeigen, wir brauchen nicht alles vorher benennen. Passt es für dich, wenn wir das Leben dazustellen? Können wir beginnen - oder soll ich dich noch etwas fragen, das du gerne beantworten möchtest?“*

Ella *„Eine Angst ist da auch, eine bestimmte Qualität von Angst...“*

FT „Das wird sich zeigen.“

Der Prozess der Aufstellung

FT Du wählst eine Person für dich - Kurzform **EL**

für deinen Atem - **A** und

das Leben - **LE**

für die Lunge - **LU** als das Organ, doch die Repräsentantin der Lunge bleibt vorerst noch sitzen und gilt als sogenannte gewählte Repräsentantin.

Zur Erinnerung: Wenn die Person, die ein Thema bringt, vor und während der Aufstellung angesprochen wird, dann wird der Vorname ausgeschrieben.

Ella wählt dic StellvertreterInnen aus und stellt sequentiell auf. Das bedeutet, dass sie zuerst ihre Repräsentantin und das

Leben aufstellt und dieser Dynamik die Aufmerksamkeit gibt, dann mit zeitlichem Abstand den Atem und die Lunge.

Auch der **Tod** wird erst im letzten Teil der Aufstellung noch dazugestellt, obwohl das Thema sich bereits in den ersten Sätzen des Vorgesprächs abgezeichnet hat.

FT zu **Ella**, während diese aufstellt:

„Spüre deinen Atem. Spüre, wen du berührst."

Ella stellt das Leben sehr zentral und sich selbst eher an den Rand

FT *„Wie geht's dem Leben?"*

LE *„Irgendwie sind da überall Vorhänge ... Ich würde sie am liebsten aufreißen."* (es gibt im Raum keine Vorhänge)

„Ich sehe nichts.... Ich will etwas Buntes sehen, mir ist dies alles zu steril."

FT an **Ella** *„Hörst du, was das Leben sagt?"*

Ella *„Mhmmm..."*

EL *„Mir ist das wurscht."*

LE *„Wieso ist dir das wurscht? Wie kann dir das wurscht sein?"* (sehr erstaunt und laut werdend)

EL (hält sich die Ohren zu und sagt)

„Es erschreckt mich, dass das Leben so aggressiv ist. Das ist furchtbar .... hast du gehört?"

LE „Ja, ich bin auch aggressiv, aber ich bin auch etwas anderes. Ich bin Vieles."

FT an **Ella**: *„Stellst du bitte deinen Atem auf."*

FT (zu Ella, die den Atem aufstellt) *„Und wieder spüren. Spür den Boden unter deinen Füßen. Nimm deinen Atem an, so wie er ist."*

A (männlicher Repräsentant, steht an der linken Seite des Lebens und schaut sofort zum Leben)

„Ich stehe ganz komisch..."

FT *„Doch du hast das Leben gesehen?"*

A *„Ja, aber ich stehe komisch. Ich sehe das Leben an und frage mich, warum ich so komisch stehe."*

FT *„Wie geht es dem Leben?"*

LE *„Ich freue mich, dass der Atem da ist."*

A (zum **LE** gewandt und auf **EL** deutend) *„Ob sie mich will oder nicht, ich bin da."* (Verändert die Fußstellung)

EL *„Das Leben und der Atem, die machen das schon, da brauche ich nichts tun."*

A (lacht und sagt:) *„Ich freu mich über das Leben."*

FT an **Ella**: *„Bitte stell jetzt die Lunge* ***LU*** *auf..."*

Der Repräsentant der Lunge wird hereingeführt und steht nahe dem Atem, er kann alle sehen, es ist jedoch fraglich ob er jemanden wirklich ansieht.

FT *„Für wen hat sich etwas verändert und was hat sich verändert?"*

LE *„Ja, für mich ist dies die vertraute Traurigkeit. Auch gemeinsame Traurigkeit."*

FT *„Wie geht es dem Atem?"*

A *„Jetzt friere ich, und ich atme jetzt schwerer, die Fröhlichkeit ist eingedämmt."*

FT *„Wie geht es der Lunge?"*

LU *„Ich stehe gut."*

FT (an die Lunge gerichtet) *„Hast du zu jemandem Kontakt?"*

LU *„Ich wundere mich, was das mit mir zu schaffen haben soll."*

FT *„Hast du einen Impuls, dich zu bewegen?"*

LU *„Größer zu werden."*

FT *„Den Impuls, woanders hinzugehen, hast du nicht?"*

LU *„Nein. Das wäre gemogelt."*

Der Begriff des Mogelns, des Tricksens hat auf alle Wirkung, ohne Bewegung, doch die Aufmerksamkeit ist groß.

FT an **Ella** *„Ella, verbindest du damit etwas?"*

Ella *„Das Mogeln, das Tricksen und das Überspielen kommt bei mir an."*

FT *„Ist auch eine Person oder ein Ereignis mit der Trickserei verbunden?"*

Ella *„Mein Vater."*

LU *„Jetzt spür ich ein Kratzen im Hals."*

FT *„Hat er auch ein Kratzen im Hals gehabt?"*

Ella *„Ja, ständig."*

LE *„Eiskalt. Eiskalt. Eiskalt."*

FT zur **Lunge** *„Bist du eine Person?“*

LU *„Ich weiß es nicht.“*

FT zum **Atem** *„Ich möchte etwas ausprobieren. Komm einmal her. Stell dich an die rechte Seite der Lunge.“*

Der Repräsentant des Atems folgt dem und stellt sich links nahe der Lunge.

FT *„Besser, schlechter?“*

A *„Ich kriege Kopfweh.“*

FT *„Hatte er auch Kopfweh, dein Vater?“*

Ella *„An Kopfweh kann ich mich nicht erinnern.“*

FT (zum Repräsentanten des Atems) *„Stell dich dahin, wo du hinge hörst. Mach das, folge deinem Impuls.“*

Der Repräsentant des Atems geht wieder zurück an seinen vorigen Platz.

FT an **EL** gewandt: *„Wie geht es dir jetzt?“*

EL *„Angst. Ich bin ganz in meiner Angst. Ich spür sonst nicht viel, nur diese Angst.“*

FT *„Du kannst einmal zu deinem Atem schauen. Schau einmal rüber...“*

EL schaut nicht nur, sondern sie bewegt sich auch und geht hinüber zu ihrem Atem.

FT *„Besser?“* **EL** nickt

FT zum **Atem**: *„Sag ihr, Ich bin für dich da! Voll und ganz!*

Doch nur, wenn du das aus ganzem Herzen sagen kannst. Wenn

es für dich stimmt."

A *„Ich bin für dich da. Ich bin dein Atem. Und damit auch dein Leben. Ich kann auch fröhlich sein."*

FT zu **EL**: *„Schau einmal, ob du das Leben siehst."*

EL (schaut zum Leben und krümmt sich)

FT *„Spüre die Angst. Das ist gut...erzähle von der Angst."*

EL *„Ich kenn das Leben nicht - ich kenne sie (sic) nicht."*

FT an **EL** gewandt: *„Lass dir Zeit."*

FT ans **Leben** gewandt: *„Wie geht's dem Leben?"*

LE *„Jaaa, ich schau zu und bin da."*

FT *„Sag es ihr."*

LE *„Ich bin da und schaue zu."*

FT an **EL** gewandt: *„Schaue zur Lunge."*

Schluchzen und Seufzen

Dann sagt **Ella**: *„Mein Vater"*

EL wendet sich der Lunge zu und wiederholt: *„Mein Vater."*

FT zu **EL**: Sag ihm: *„Ich lass dich gehen."*

EL *„Ich lass dich gehen. Und auch dein Leid."*

FT *bittet* ***Ella*** *den Platz der Repräsentantin einzunehmen, und bittet EL noch im Bild stehen zu bleiben.*

FT jetzt zu **Ella**. Sag ihm," *Ich lass dich gehen und auch dein Leid."*

Ella *„Aber nicht gerne."* (weint)

FT der **Lunge**, bzw. dem **Vater** zugewandt: „Wie geht's der Lunge? Hörst du, dass da jemand ist und zu dir spricht?"

LU *„Ich höre was. Ich bin ein bisschen erschöpft."*

LU bzw. **Vater** wendet sich **Ella** zu: *„Ich kann nicht da sein, doch du kannst da sein."*

FT *„Sag´s ihr noch einmal, so dass sie es versteht."*

LU bzw. **Vater** *„Du bist nicht ich."*

FT an **Ella**: *„Besser?"*

Ella *„Viel besser."*

FT bittet eine Teilnehmerin um eine Rolle, mit den Worten: *„Ich stelle dich als **Tod auf.**"*

Die Repräsentantin des Todes sucht sich einen Platz etwas weiter weg.

Der Repräsentant des Atems stellt sich nun hinter **Ella**

Lange Stille.

Gedämpfte Geräusche und dann wieder Stille.

Der **Atem** hält nun **Ella**

FT an **Ella**: *„Du hast einen fürsorglichen Atem."*

Die Lunge, die inzwischen zum Vater wurde, wendet sich dem Tod zu.

Ella *„Ich möchte jetzt zum Leben schauen."*

Vater/LU *„Das ist gut, denn zu viel Beziehung geht mir ohnehin auf die Nerven. Ich will den Tod nicht, doch ich bin dazu verurteilt."*

Ella *„Lieber Daddy, ich lass dich gehen mit deiner Last, und einen guten Teil der Arroganz lass ich auch bei Dir."*

Sie sagt dies liebevoll, sehr erleichtert und wendet sich dem Leben zu.

Der Vater/ vormalige Lunge sieht nunmehr zum Tod.

LE sagt zu **Ella**: *„Mir wird es heiß."*

Tod sagt: *„Hier geht's auch weiter, nur anders."*

Reflexion im Anschluss an die Aufstellung

Frage *„Wann ist das Thema Tod aufgetaucht bei dir, Franziska?"*

FT *„Als Thema ist es nach den ersten Sätzen aufgetaucht."*

Frage *„Warum hast du ihn erst zum Schluss aufgestellt?"*

FT *„Es ging um den Atem, das war als Auftrag sehr deutlich, denn es gab körperliche Auswirkungen. Dann bietet sich selbstverständlich die Lunge als Organ an. Man kann eine Hypothese haben, (dies zeigt dieses Beispiel) muss ihr aber nicht Folge zu leisten."*

Frage *„Warum hast du das Leben vorgeschlagen?"*

FT *Ja, warum - Atem ist Leben und vermutlich auch, weil das Thema Tod sich implizit zeigte, auch in der Art der Schilderung. Ich hätte Weite und Freiheit vorschlagen können. Doch mit Leben ist Ella sehr gut in Resonanz gegangen, und der Begriff Leben vermittelt ja nicht nur zu tun, sondern auch zu sein. Wie möchte Ella im Leben sein, tun und Grenzen setzen."*

Zum Vorgespräch:

FT *Ich weiß, dass viele meiner KollegInnen, mit Erfolg, sehr knappe Vorgespräche machen. Ich finde es manchmal gut, ein längeres Gespräch zu haben, weniger wegen der Inhalte, sondern um die Art des Ausdruckes zu erfassen, und auch für mich. Ich halte es für wesentlich, in Resonanz zu sein. Ich bin sehr bewusst nicht auf das Thema Angst eingegangen, habe darauf hingewiesen, dass es sich schon zeigen würde. Dies war ein ziemlich kurzes Vorgespräch. In diesem Fall war für mich das Wesentliche gesagt. Es gibt manche Vorgespräche, in denen durch viele Geschichten ein Standpunkt verteidigt und untermauert wird, dann kürze ich sehr bewusst ab. Dann sind folgende Fragen hilfreich, wie zum Beispiel: „Angenommen, diese Aufstellung macht Sinn, was wäre dann hinterher anders im Sinne von besser?“ oder „Was macht einen Unterschied aus?“. Die nüchterne Frage nach dem Unterschied ist nützlich, und sie entmystifiziert Aufstellungen.*

Frage *„Über die Lunge hat sich ja der Vater gezeigt und Ella hat das klar zum Ausdruck gebracht. Wenn du ein Organ aufstellst, dann stellst du es ja meist im Schlussbild an die Seite der Repräsentantin der Person, die das Thema hat. Das hast du nicht getan.“*

FT *„Ich habe auch daran gedacht, lege artis wäre das auch richtig gewesen. Doch dann war ja schon der Tod aufge stellt und das bringt eine andere Dynamik in die Aufstellung. Besonders wesentlich war auch, dass zwischen der Repräsentantin von Ella, dem Atem und dem Leben ein Bündnis entstanden war, das uns im Gegensatz zur Person des Vaters Heiterkeit und Lebendigkeit zeigte. Ich hätte dann auch noch eine andere Repräsentantin als*

Lunge von Ella einführen müssen. Ich denke, dass dies die Dichte des Abschlussbildes eher gemindert als bereichert hätte.“

Gespräch mit Ella, ein Jahr später

Was hat sich gezeigt, was hat sich verändert? Was konnte Ella erkennen?

Ella erzählt über die Erfahrung während der Aufstellung und die Entwicklung danach.

Ella *„Ich wollte über die Todesnähe dem Vater nahe sein, ihm über den Husten nahe sein. Ich verhalte mich oft so, dass mir die Luft ausgeht, ich gehe ständig an meine Grenzen. Dieses Suchtverhalten ist Thema der ganzen Familie.“*

Das Zentrale der Aufstellung beschreibt sie als:

Vater – Atem – Leben – Tod – Leben. Und wo bleibt Ella?

Diese Frage löst Überraschung aus. Wie soll die Grenze gezogen werden, wenn es kein Ich gibt?

Ella sagt, dass sie jetzt, ohne sich überfordert zu fühlen, überall zugleich präsent sein kann. Doch durch die Aufstellung ist ein Unterscheidungsprozess in Gang gekommen, die Fähigkeit aufmerksam auf sich zu achten, ist gestiegen. Ella kann mit der Vielschichtigkeit ihrer Wahrnehmung jetzt besser umgehen. Sehr hilfreich erlebt sie nach wie vor das Schlussbild in seiner Klarheit und Sicherheit.

Das dunkle Bild, das sie zu Beginn der Aufstellung gesehen hat, löste sich auf in Verstehen, in Frieden. Ohne einander in die Arme zu fallen, hat sich eine herzliche und fröhliche Nähe zum Vater eingestellt. Es war ein Prozess der Entzauberung, und auch wenn sie schon früher an diesem Thema gearbeitet hat und den Vater von seinem Podest heruntergeholt hat, war das eben nur so, als würde der Lack abgehen.

Doch die Entzauberung macht das Menschliche in all seinen Facetten sichtbar, damit der eigentliche Vater auftauchen kann und auch die Qualität der Beziehung. Und dies ohne die Überhöhung.

Sie kann sich nun selbst mehr vertrauen, und beschäftigt sich auch in der Meditation damit. Stille und Bewegung sind sehr hilfreich.

Was zeigte sich im Außen?

Das Bemerkenswerte ist wohl eine Reise mit ihrem Mann, der erwachsenen Tochter und ihren Geschwistern an den Ort der väterlichen Herkunft in einem anderen Land. Es gibt da eine lange Ahnenreihe, und sie alle waren nie zuvor dort gewesen. Auch der Prozess der Vorbereitung für diese Reise war schon sehr intensiv.

Eine sehr schöne Reise – und den Platz ihrer Ahnen erlebte Ella als sehr geräumig, er lag ausgebreitet vor ihr und der Atem durfte weich und weit sein.

Aufstellung und Krankheit

Krankheit ist als Symptom zu verstehen. Oft taucht beim Klienten die Frage auf, die im psychotherapeutischen Verständnis auch als maßgeblich betrachtet wird, „Was will mir meine Krankheit sagen?" Kann die Klientin den Konsequenzen, die sich aus dieser Fragestellung ergeben, begegnen? Sind ausreichend Ressourcen vorhanden, um dem Schmerz, der Angst und auch der Trübung des Selbstbildes, die durch Krankheit entsteht, zu begegnen? Offensichtlich ist dies bei schweren Krankheiten.

Folgende Aufstellungs-Settings können je nach Art der Fragestellung in einem Erstgespräch entschieden und eingesetzt werden.

- Symptomaufstellung:
  Der Fokus und das Symptom

Kommunikation und im Besonderen die Körperempfindungen sind zu beachten. Erspüren, ob jemand oder etwas fehlt. Kontakt zur Klientin halten.

- Erweiterte Form der Symptomaufstellung:

  Der Fokus, das Symptom und das was dahintersteht. Entspricht dem Aufstellungsformat „Das Ausgeblendete Thema“

- Symptom und Familiensystem:

  Der Fokus, das Symptom und Familienmitglieder, die im Zusammenhang mit ähnlichen Krankheitsbildern als relevant beschrieben werden.

Hier ist im Besonderen auf die Zuwendung des Symptoms zu Familienmitgliedern zu achten. In jedem Fall ist das Symptom frei beweglich. Bei dieser Aufstellung können sehr gut auch die Möglichkeiten medizinischer und alternativer Heilverfahren mit einbezogen werden.

- Aufstellung des heilsamen Zustandes: Was wäre, wenn du Heilung erfahren würdest, wie könnte sich das anfühlen?

  Der Fokus, der heilsame Zustand und das Symptom

Der Einbezug von Familienmitgliedern, die während der Aufstellung von der Klientin erwähnt werden sind möglich, wenn sich Relevanz im Verlauf des Prozesses zeigt.

- Körperaufstellungen:

  Der Fokus und die am Krankheitsgeschehen beteiligten Organe.

Wenn sich nach verschiedenen Umstellungen und Ritualsätzen kein zufriedenstellendes Bild ergibt, bzw. wenn deutlich wird, dass etwas fehlt, dann kann die Aufstellung als Körperstrukturaufstellung weitergeführt werden.

- Körperstrukturaufstellung:
  Der Fokus, die betroffenen Organe und Systemzugehörige

Hier zeigen sich sehr oft Familienmitglieder, Ausgeschlossene und auch Traumata

Wenn diese Form der Aufstellung aus einer Körperaufstellung übergeleitet wird, dann kommt es zu einem Strukturebenen-Wechsel, der explizit gemacht wird, das bedeutet, dass die Familienmitglieder beim Namen genannt werden. Wichtig ist es, darauf zu achten, ob Organe oder Körperteile keine Beachtung finden, bzw. ausgeschlossen sind. Die Frage nach ausgeschlossenen Familienmitgliedern ist dann aufschlussreich.

Wie zeigen sich "Ausgeschlossene Anteile": Kälteempfindungen, Fixierung auf einen Punkt, die wiederholt geäußerte Wahrnehmung, dass etwas fehlt, Opfer-Täterverbindung beachten.

Übung vor einer Aufstellung zum Thema Klarheit oder Weite

Alle TeilnehmerInnen bilden einen Kreis, der Bewegungsfreiheit bietet.

Zuerst im Stehen, jede/r für sich.

Hände mit dem Atem nach oben schweben lassen, soweit es geht, der Blick folgt den Händen, die Handinnenflächen sind nach oben gerichtet. Dann die Hände mit nach unten gerichteten Handinnenflächen von Oben nach Unten führen mit Offenheit für das, was geschieht.

Bewegung 3 Mal wiederholen.

Hände über dem Herzen kreuzen und dann mit den Armen in die Öffnung gehen, die Bewegung 3 Mal wiederholen. Die Arme sinken lassen.

Stell dir vor, dass du auf einen hohen Berg steigst, der Atem fließt, die klare, frische Luft strömt in die Lungen.

Die Hände schweben hoch bis zur Schulterhöhe, Innenflächen nach unten. Du stehst auf dem Gipfel, vor dir liegt das Land, wunderbare Weite vor und in dir.

Hände bleiben in Schulterhöhe, Innenflächen sind dem Land vor dir zugewendet. Über dir der Himmel – Hand-Innenflächen nach oben - sie berühren den Himmel, die Hände berühren sich ausgestreckt über dem Kopf, dann sinken sie wieder bis auf Schulterhöhe.

Die Arme werden weit geöffnet - in Schulterhöhe: Die Luft ist klar und du atmest die Klarheit ein. Du siehst das Land, siehst seine Pracht, Schönheit und Kraft – und du umarmst das Land mit entsprechender Geste und nimmst es ans Herz.

Die Hände liegen über der Brustmitte und du verteilst das Erfahrene im ganzen Körper, die Hände streichen über den Körper bis zu den Füßen.

Stillstehen bleiben und die körperliche Veränderung wahrnehmen.

Aufstellung zum Thema Klarheit und Akzeptanz

Eine im Kreis stehende Person geht in die Mitte mit der Absicht sich in ihrer Klarheit stärken zu lassen. Die im Kreis Stehenden legen die Arme um die Hüften der NachbarInnen und beginnen sich langsam gegen den Uhrzeigersinn zu drehen, wobei der rechte Fuß über den linken steigt. Die TeilnehmerInnen beginnen langsam zu summen und tun dies in der Absicht, die innere Klarheit zu stärken. Summen.

Die TeilnehmerInnen, die den Kreis bilden, stehen nun still, lassen die Arme sinken und rücken auseinander, so dass ein ausreichender Raum für die Aufstellung entsteht. Eine Person wird gebeten sich für die Rolle der Repräsentation der **inneren Klarheit K** in die Mitte des Kreises zu stellen.

Aufstellung im Kreis:

Alina A und ihre Klarheit **K**

Prozessleitung **FT**

Beide bestimmen selbst ihren Platz. Alle Personen, die den Kreis bilden, sind eingeladen, sich einzulassen auf Beobachtung:

Bewegungen	**BK**
Gefühlsäußerungen	**BG**
Wahrnehmung des Atmosphärischen	**BA**
Ausgesprochenes	**BV**

Prozess der Aufstellung

Alina und **Klarheit** stehen sich beide angespannt gegenüber, **A**lina ballt die Fäuste, und das Bild gleicht einem Boxkampf.

K *„Darauf lass ich mich nicht ein.“* (sie wirkt entspannter als **Alina**, doch sehr vorsichtig.)

Alina (sprachlos und bewegungslos)

K *„Auch darauf lasse ich mich nicht ein, mich kriegst du nicht, so nicht.“*

(im sprachlichen und körperlichen Ausdruck aggressiv)

Alina (bleibt weiterhin in der Erstarrung)

Eine der Frauen aus dem Kreis stellt sich unaufgefordert zwischen **Alina** und die Klarheit und geht mit den folgenden Worten langsam auf sie zu. Sie sagt zu **Alina**:

„Ich muss dich schützen, ich will dich schützen, das ist mein Auftrag."

Alina beginnt zu weinen und hält sich an ihr fest. Nach einiger Zeit lässt sie das Klammern sein, bleibt aber noch immer in körperlichem Kontakt, sie ist immer noch sprachlos, doch sie hat Farbe im Gesicht, wirkt lebendiger und schaut dann zur **K**.

K *„Das wollt ich nicht, ich"*, **K** stammelt jetzt, *„ich bin ziemlich verwirrt. Ich bin nicht die Klarheit, du verwechselst mich, ich bin Abwehr."*

Ressource (schützend): *„Doch, ich bin sehr klar und ich kenne meinen Auftrag."*

Alina blickt nun interessiert auf die schützende Ressource und entfernt sich einige Schritte:

„Ich habe dich vorhin gar nicht gesehen, ich wollte mich nur an halten, jetzt sehe ich, wie groß du bist und du kennst den Auftrag. Auftrag gefällt mir, ich kann es im Körper spüren, es ist wie Klarheit, so frisch."

K die sich als **Abwehr** bezeichnet hat, hebt beide Arme vor die Augen:

„Ich will da raus, ich bin es, die sich schützen muss. Ich möchte gehen können."

Alina *„Ich will jetzt auch lieber zum Auftrag schauen."*

FT *„Gibt es schon Klarheit, wie der heißt?"*

Alina nach langem Nachdenken, *„Verantwortung für mich, für und* *nicht gegen mich, ich kenne das Erzwingen-wollen, das lasse ich jetzt"*, schaut zur Abwehr: *„Vielleicht bei dir, ja, bei dir - - - und deiner Geschichte."*

FT *„Und mehr ist nicht zu tun?"*

Alina *„Nein, ich weiß, worum es geht, ich bin erleichtert."*

Reflexion nach der Aufstellung

BV *„Das gesprochene Wort Auftrag war auch für mich körperliche Erkenntnis."*

BG *„Mich hat das auch erreicht, die Klarheit eines Auftrags gibt Sicherheit. Ich sehne mich richtig danach, einen Auftrag in mir zu erkennen. Selbst wenn aus dem Außen ein Auftrag kommt, ist es schön, wenn ich nicht abwehren muss."*

BK *„Das Zwingen wollen und die Verweigerung waren so deutlich sichtbar. Im Senken des Kopfes, im Ballen der Faust, in der Stellung der Füße, auch die Verweigerung, die den Oberkörper nach rückwärts zieht. Ich finde es schon gut, so isoliert zu betrachten, bevor man sich dem Ganzen zuwendet. Ist wie Fingerübungen am Klavier."*

ZUSAMMENFASSUNG ELEMENT LUFT

Mit Fokus auf den Körper und die Sinne

Mythos, Körper, Psyche

Der ägyptische Gott Schu trennt Himmel (Nut) und Erde (Geb) voneinander und wird als Gott der Leere verstanden. Leere als wirkendes Element. Als ein auf der Erde stehender, der den Himmel trägt. Auf dem Kopf trägt er als Zeichen der Leichtigkeit, der Luft, eine Straußenfeder.

Der griechische Gott Aiolos ist der Gott der Winde; er war mit Eos, der Göttin der Morgenröte, verheiratet und wurde von Zeus als der Herrscher über die Winde eingesetzt, dazu gehören Boreas (Nordwind), Euros (Südostwind), Zephyros (Westwind) und Notos (Südwind). Zephyros (der vom Berg kommende) ist der liebenswürdige, sanfte Wind. Eine Geschichte des antiken Philosophen und Schriftstellers Apuleius erzählt über Zephyros, der die Königstochter Psyche zu Gott Amor bringt und ihr damit den Weg der Liebe zum Göttlichen in sich aufzeigt (siehe Erich Neumann, Amor und Psyche).

„Da machte der Herr den Menschen aus Erde vom Acker und blies ihm den Odem des Lebens in seine Nase. Und so ward der Mensch ein lebendiges Wesen.“ Genesis 2. Kapitel

Assoziationen

Das Unsichtbare als das Lebensnotwendige

Der Atem des Lebens

Luft ist körperliches Leben

Luft ist geistiges Leben

Leichtigkeit

Die Fähigkeit des Denkens und der Klarsicht, der Überblick

Das perspektivische Denken, Weite und Inspiration

Entwicklung von inneren Sinnen

Fragestellungen bei Aufstellungen:

Der Einfluss von Glaubenssätzen auf den Körper

Selbstsabotage

Selbstsabotage mit körperlicher Symptomatik

Einschränkung des Realitätsbewusstseins

Mögliche Aufstellungsformate:

Körper und Geist

Körperaufstellungen

Symptomaufstellungen

Erweiterte Form der Symptomaufstellung

Symptom und Familiensystem

Körperstrukturaufstellung

Aufstellung des heilsamen Zustandes

Die Luft .... aus der Sicht Nachdenklicher Hühner[29]

Ein spiritualistisches Huhn hatte gehört, dass man mit zweitausend tiefen Atemzügen Visionen haben und den Zustand der Ekstase erreichen könne. Es setzte sich in den Schatten eines Holunderbusches und begann zu atmen. Als es bei tausendneunhundert Atemzügen war, hatte es endlich eine Vision: eine Frau mit einem geblümten Kleid näherte sich ihm, packte es am Hals und drückte ihn heftig zusammen. So kam es, dass jenes Huhn im Kochtopf endete, im Glauben, den Zustand der Ekstase erreicht zu haben.

Luigi Malerba

Das "Element" Äther

Fokus auf die Themen:

Leben und Tod; Werden – Vergehen – Werden

Das Wissen um den Tod zeigt uns die Kostbarkeit des Lebens. Dieses letzte Kapitel soll uns im Wissen um die Endlichkeit in die Qualitäten des Lebens führen.

Jeder Tag neu, jeder Tag Abschied von gewohnten Gedanken, Gefühlen und Haltungen, die nicht mehr hilfreich sind. Jeder Moment ein Verlernen um neu zu erfahren. Das sind „die Tode" vor dem Abschied vom Körper. Diese Abschiede von lange Gepflegtem bedürfen des Erkennens, des Begreifens, und der sich immer wiederholenden Entscheidung, aber auch der Gnade.

Zum Element Äther:

Jeden Tag können wir in der Energie des Gelingens beginnen, um zur Umsetzung einer weiter, größer gedachten und erspürten Qualität, einer Vision, zu kommen.

Jeder Tag kann uns der eigenen Essenz nahebringen, wenn wir aus dem schon Vorhandenem – dem Wesentlichen und dem Wesen in die Bewusstheit auftauchen.

Wir haben uns gemeinsam und doch jede und jeder in der eigenen Weise über das stofflich Begreifbare, das Offensichtliche hinausbewegt. Über das unsichtbare, doch wahrnehmbare Element Luft – einem Brückenelement

– sind wir in einen anderen Raum, in den Raum des Ätherischen gelangt. Ein Element mit besonderem Charakter, jedoch ohne Eigenschaften und dennoch als Zusammenfassung aller Elemente zu verstehen. Es beinhaltet alles Stoffliche und die Leere. Es ist ein Raum, der über das Materielle hinausgeht und den Raum aller Möglichkeiten darstellt. Wenn man so will der Raum der höchsten Gestaltung.

Ein Raum, der über Nicht-Tun gestaltet, der uns mit allem verbindet. Leben und Tod.

Alle Inhalte der vorherigen Kapitel, alles Eingehen auf die Elemente Erde, Wasser, Feuer, Luft waren Vorbereitung ohne Hierarchie. Alle Inhalte werden nun verfeinert. Über Polaritäten hinaus. Quintessenz und Paradoxie.

Körper-Meditation: Vergänglichkeit

In folgendem Ausschnitt aus einem Theaterstück von Jean H. Giraudoux[30] (Amphytrion 39) erzählt Gott Jupiter dem Gott Merkur wie er sich in menschlicher Gestalt in eine Irdische verliebt hatte:

> *„Sie gebrauchte wenige Ausdrücke und das erweiterte den Abstand zwischen uns. Sie sagte: “Als ich ein Kind war“, sie sagte: “Wenn ich alt bin“ oder: „Niemals in meinem ganzen Leben.“*
>
> *Das bringt mich um, Merkur! Uns fehlt etwas, Merkur: Die Ergriffenheit des Übergangs, die Andeutung der Sterblichkeit, jene süße Traurigkeit des Ergreifens von et was, das man nicht halten kann.“*

Nimm nun deinen Körper wahr, so wie du gerade da bist, gönne dir mit einigen Atemzügen Ruhe, ein wenig Zeit, in der du nichts von dir verlangst, du begleitest lediglich deinen Atem und spürst die Bewegung der Bauchdecke, die Dehnung, wenn du einatmest, das Senken, wenn du ausatmest.

Du lässt dein Gewahrsein in den Brustbereich wandern und nimmst auch hier beim Einatmen die Dehnung der Rippen wahr, die dann zueinander rücken, wenn du wieder ausatmest.

Nimm nun die äußere Grenze deines Körpers wahr und wenn du dir einen Moment Zeit gönnst, mag es sein, dass du ein leises Prickeln der Haut spürst. Deine Haut, dein äußerstes Organ, das dich schützt, das dich einhüllt und durch das du atmen kannst.

Wende dich nun den Zehen beider Füße zu, sind sie warm, kalt, prickelnd, pulsierend? Wende dich den Sohlen zu, spür den Druck der aufliegenden Fersen, und gleite mit deiner Aufmerksamkeit zu den Fußrücken, rechts und links, wende dich auch dem Inneren der Füße zu, um dann weiter über die Gelenke beider Beine zu den Schienbeinen und den Waden zu gelangen. Und weiter über deine Knie zu den Oberschenkeln und dort lässt du dein Gewahrsein ruhen, dann wanderst du mit deiner Aufmerksamkeit weiter nach oben zur Rückseite deines Beckens, nimmst beide Gesäßhälften wahr und auch die Knochen an der Rückseite des Beckens, du spürst die Festigkeit des Kreuzbeines.

Mache dir bewusst, dass die Knochen das Gerüst deines Körpers sind, sie sind die Träger der mineralischen Anteile in dir, **deine Erde…**

Und weiter spürst du auch die Wirbelsäule entlang, spürst ihre Flexibilität, auch wenn du jetzt liegst, so ist dir doch bewusst, dass die Aufrichtung deiner Wirbelsäule im Laufe der Entwicklung des Mensch-Seins deine Welt-Sicht verändert hat. Spüre deinen ganzen Rücken bis zu den Schultern, nimm die Breite deiner Schultern wahr, nimm wahr, wie sie sich auf der Unterlage ausbreiten.

Lass von den Schultern aus, dein Gewahrsein durch beide Arme wandern bis hin zu den Fingerspitzen und es mag sein, dass du Pulsieren, Kribbeln, Wärme oder Kälte wahrnimmst, gleite dann zu den Handgelenken, und geh mit deiner Aufmerksamkeit dahin, wo du den Puls spürst.

Mache dir bewusst, dass das Blut den ganzen Körper durchströmt, dass dies durch die Arbeit deines organischen Herzens geschieht. Dein Blut, das mit anderen Säften die wässrigen Anteile deines Körpers darstellt. Spüre die Schultern auch an der Rückseite und wandere die Halswirbelsäule nach oben zum Hinterkopf. Wandere mit deinem Gewahrsein über den Scheitel zu deiner Stirne, in den Bereich des Gesichtes und lass den Augen deine Aufmerksamkeit zukommen, spüre die Feuchtigkeit der Augäpfel, das Element des Wassers, das hier vertreten ist, spüre die Wangen, den Mund, gleite über den Hals zu den Schlüsselbeinen und dehne dein Gewahrsein in den Brustbereich aus. Mach dir bewusst, dass **Wasser** als Transportmittel innerhalb des Körpers fungiert. Sei dir dieses genialen Zusammenspiels bewusst. Wandere eine Weile mit dem Strom deines Blutes und spüre die Lebendigkeit und Freude in dir.

Und wende dich schließlich deinem Herzen zu, das den ganzen Körper mit Nährstoffen mit Sauerstoff versorgt. Herz und Lunge sind durch die Rippen geschützt, die Luft strömt ein und aus. Lebensenergie, das **Element Luft** in dir.

Lass dann deine Aufmerksamkeit langsam nach unten in den Bereich des Magens, der Leber und zu den Verdauungsorganen wandern, atme in die Nieren und zu den Sexualorganen.

Spüre dich in deiner Körperlichkeit, nimm deine Leiblichkeit wahr und nimm sie voll an und mache dir bewusst, dass dein Körper der Vergänglichkeit unterworfen ist auch wenn du dich als Besitzerin, als Besitzer des Körpers siehst. Du weißt deine Haut wird altern, dein Haar ist der Veränderung unterworfen, deine Sinne werden vielleicht schwächer werden und so bitte ich dich nun, dir mit innerer Stimme zu sagen:

„Ich kann dem körperlichen Verfall nicht entgehen."

Spür nach, ob das für dich Bedeutung hat. Betrachte was für dich das Tiefgründige daran ist, sodass diese Erkenntnis dich ändern kann.

Mache dir auch bewusst, dass du krank werden kannst, wenn du bisher je krank warst, so kann es immer wieder geschehen und du weißt, dass du auch dem Tod nicht entgehen kannst. Was bedeutet das für dich, wenn du dir dies bewusstmachst? Bedeutet es Fließen, Mitgehen, Akzeptieren oder bedeutet es Angst, Furcht und Unglücklichsein? Nimm dir die Zeit, dir dies zu vergegenwärtigen.

„Alles was mein und mir lieb ist kann sich verändern und kann entschwinden."

Wie war es in deinem bisherigen Leben mit Menschen, Situationen, Gefühlen, Meinungen, Erlebnissen. Wie verhält es sich mit Menschen und Dingen, die dir lieb sind? Wie ist es zu verzichten und wie ist es loszulassen? Wie wird es sein, wenn wir sterben, wenn unsere Sinne langsam schwinden, wenn wir den Klang noch hören, doch die einzelnen Worte nicht mehr unterscheiden können, was wenn die Umrisse der Menschen und Gegenstände verschwimmen?

Dann werden die Elemente sich auflösen, zuerst die Erde und wir werden es am Schwinden der Körperkräfte bemerken, wir können den Kopf nicht mehr heben. Die Farbe verschwindet aus den Wangen und es wird uns schwer die Augen zu öffnen.

Auch das Element Wasser wird sich zurückziehen, vielleicht wird Tränenflüssigkeit aus den Augen sickern und die Augen werden teockener.

Dann beginnt eine Phase, in der sich das Feuer verabschiedet, Mund und Nase trocknen aus, auch die Wahrnehmung schwindet, die Namen der Menschen entschwinden dem Gedächtnis, und das Atmen wird mühsam. Das Einatmen wird immer kürzer, das Ausatmen länger, bis dein Atem erlischt. Stille.

Was sagte Gott Jupiter:

„Uns fehlt etwas, Merkur, die Ergriffenheit des Übergangs, die Andeutung der Sterblichkeit, jene süße Traurigkeit des Ergreifens von etwas, das man nicht halten kann.“

Diese Ergriffenheit des Übergangs, fehlt dir nicht und du weißt, dass du nichts halten kannst. Mit diesem Wissen, mit dieser tieferen Erkenntnis, stellst du dir die Frage:

„Was ist mir jetzt wesentlich?“

Du wirst sterben, das ist gewiss, du weißt nicht wann und wie, dies ist unsicher. Doch das Leben ist in dir und du bist im Leben. Im Wissen um den Tod kannst du die Kostbarkeit des Lebens erkennen, mit jedem Atemzug kannst du im Augenblick sein und kannst die Süße des Einatmens kosten. Du kannst die Weite des Brustkorbs genießen, mit jedem Atemzug kannst du die Einzigartigkeit des Momentums erkennen und du kannst dieses Wunder in dir erleben.

Du kannst empfinden, du kannst deinen Platz hier in diesem Raum erspüren, du weißt, dass du bist, präsent von Moment zu Moment: Du erspürst, dass in dir das Leben fließt, wie ein Fluss, du weißt, dass in dir das Blut strömt, du weißt, dass du dich begeistern kannst, dass du für etwas brennen kannst, dass du warm bist, dass mit jedem Atemzug Sauerstoff in dich strömt. Du spürst deine Lebenskraft.

Du bist ein Wesen, dass hören, sehen, riechen kann; du weißt, wie es sich anfühlt einen Menschen zu berühren, zärtlich zu berühren, du weißt, dass du sprechen kannst, dass du Worte der Freundlichkeit sagen kannst und auch Worte, die verletzen- Und du weißt, dass du die Wahl hast. Und du kannst den Widerstand gegen das Leben loslassen.

Du kannst dich dem Leben hingeben, jedem Augenblick dich hingeben, mit jedem Atemzug dich hingeben. Du bist präsent. Und du weißt, dein Bewusstsein geht darüber hinaus.

Du kannst dich dehnen und strecken, deine Augen öffnen, du kannst krabbeln wie das Kind, das du einmal warst, du kannst hören, du kannst dich erheben als Frau und als Mann.

So erhebe dich bitte, steh langsam auf.

Du kannst begegnen und die Welt immer neu begreifen, jeder Augenblick neu, jeder Augenblick Staunen, jeder Augenblick Erfahrung und Erkenntnis.

Gestehe es dir zu, dass jedes Stolpern, jede Mühseligkeit Erfahrung ist. Jedes Verirren kann zu Erkenntnis führen und zur Umkehr. Was du nicht mehr brauchen kannst, lasse es los und wende dich dem zu das dir wesentlich ist, lass es in dir entstehen und bringe es ins Leben. Sprich:

„Ich kann mich dem Leben hingeben,

jedem Augenblick mich hingeben,

mit jedem Atemzug mich hingeben.

Ich bin präsent."

Bewegte Übung

♫ Musikempfehlung : Lambarene Bach to Africa Agnus Dei

Komm in deiner Zeit in Bewegung, ganz so wie es dir jetzt gefällt, es geht darum das Leben zu genießen, es zu feiern. Was dir wesentlich ist, lass es in dir entstehen, bringe es ins Leben.

Wie möchtest du dich fühlen, bring es in Bewegung. Spüre deine Energie, bringe sie in Bewegung. Wofür möchtest du leben? Wie ist es sich in Freude zu bewegen, daraus einen Tanz zu machen? Wie ist es still zu gehen und sich vorzustellen am Meer zu wandern und den leuchtenden Himmel zu sehen?

Nun gib dir Zeit für Notizen.

Aufstellung:Ich und meine Essenz

Lucia möchte zum Thema Ich und Essenz eine Aufstellung machen. Nach einem kurzen Gespräch wird folgendes aufgestellt: „Ich, die Zweifel, und die, die ich wahrhaftig bin".

So möchte Lucia Essenz verstehen.

Lucia lässt offen, ob die Zweifel als Selbstzweifel oder als Zweifel im Allgemeinen zu verstehen sind. Bei dieser Aufstellung wird der Gruppe freigestellt, ob oder wie sie beobachten wollen.

Lucia	**L**
Die Zweifel	**Z**
Die ich wirklich bin	**E= Essenz**

Prozess der Aufstellung:

Lucia stellt ihre Repräsentantin **L** in die Mitte der Stirnseite des Raumes und E ca. 6 m entfernt schräg vor sich. Dann stellt sie **Z** an ihrer linken Seite etwas näher bei sich auf.

L *„Es zieht mich zu den Zweifeln, das ist sicherer, so vertraut. Zu der, die ich bin, vielleicht bin, scheue ich mich zu schauen."*

L macht eine Bewegung in Richtung der Zweifel, **Z** hebt die Hand, um abzuwehren und bewegt sich weg.

Z *„Mach das nicht, das stört mich. Ich bin ganz auf diese hin ausgerichtet"* (zeigt auf **E**)

„Ich sehe sie so klar und sie macht mich so klar, und von dir fühle ich mich (zögert)
– wie benutzt."

L macht immer wieder kleine Anläufe sich auf Z zuzubewegen und geht wieder zurück.

Z wehrt mit der Hand ab und starrt auf die Essenz

E steht ganz ruhig und schaut zwischen den beiden hin und her

Das bleibt so eine ganze Weile.

L an **Z** gerichtet *„Ich möchte mich an dich drücken, wenn ich dich spüre, dann hoffe ich mich lebendig zu fühlen. Ich sehne mich nach Lebendigkeit"*.

Z rückt mit erhobener Hand noch weiter ab und sieht weiterhin zur Essenz.

E *„Ich schaue zu euch, immer hin und her und habe einen kleinen Impuls euch in den Arm zu nehmen, doch der Impuls reicht nicht, weil es nicht stimmig ist."*

E beginnt dann in einem großen Kreis um beide herum zu wandern, sehr langsam und bedächtig formt sie eine 8. Sie macht immer größere Kreise.

„Ich dehne mich aus, ich möchte mich über den Raum hinausbe wegen – und gleichzeitig drinnen sein".

L *„Ich spüre ihre Energie, wenn sie mir nahekommt, es prickelt in mir und es ist wie Musik, wie Singen".*

Z *„Ich bin kein Zweifel, ich weiß nicht genau was ich bin, doch ich fühle mich wie an die Erde gezogen,* (sie kreist mit feststehenden Füßen ihr Becken) *das Bild eines Eies, eines Ovums und von Spermien, ein Bild der Befruchtung taucht immer wieder auf."*

Nach einer Weile bewegen sich **L** und **Z** aufeinander zu bis sie neben einander stehen – ohne sich zu berühren. Die Essenz tritt hinter die Beiden und legt ihnen die Hände auf die Schultern. Langes Schweigen, im Raum ist es still. Nach einer Weile wird **Lucia** gefragt ob sie den Platz ihrer Repräsentantin einnehmen möchte. Sie schüttelt den Kopf, dann sagt sie:

„Ich möchte dem Leben, das dahintersteht, in die Augen schauen".

Lucia hat nun ihre Essenz als das Leben erkannt.

Am darauffolgenden Tag des Seminares bittet Lucia darum, sich an den Platz des Lebens stellen zu können um die Lebendigkeit zu spüren. Sie sagt: „Jetzt bin **ich** das Leben".

Es gibt immer wieder Wandel, es gibt immer wieder Neugeburt. Das kann angenommen sein und hat seine eigene Wirklichkeit. Und es braucht weder Fragen noch Erläuterung. Und so war es nach dieser Aufstellung. Auch auf eine Verankerung konnte verzichtet werden.

Übung: Das Gesehene – Das Nicht - Gesehene Das Offensichtliche – das Verborgene

(Inspiration aus dem Sufismus)

Es bilden sich Gruppen mit 3 Personen, wenn sich Dreiergruppen wegen der Anzahl der TeilnehmerInnen nicht ausgeht, dann ist zusätzlich eine Vierergruppe möglich.

Prozess dieser Aufstellungsvariante:

Alle drei Personen stehen in einer Reihe hintereinander, zwischen ihnen sind zwei bis drei Meter Abstand. Die in der Mitte stehende Person hat ein Anliegen. Bei denen, die zu viert sind, stehen zwei Personen mit einem Anliegen in der Mitte. Die beiden Personen, die jeweils außen stehen, wenden sich den Personen, die in der Mitte stehen, zu.

Die Bewegung, die jetzt erklärt wird, ist eine Bewegung der Zuwendung und sie ist hilfreich, um das Herz zu öffnen und das Wissen des Körpers mit einzubeziehen. Die Personen mit einem Anliegen haben ein Gegenüber, das angesehen wird und eine Person, der der Rücken zugewendet ist.

Anleitung des Bewegungsablaufes:

Musikempfehlung: leiser Gong

Alle Personen, die bereits an ihren Plätzen in der jeweiligen Gruppe stehen, legen die Hände auf die Ebene des Herzens, um sich zu zentrieren. Die außen Stehenden bleiben für die Dauer des Prozesses wahrnehmend in dieser Haltung. Die in der Mitte stehende Person (bzw. Personen) ist diejenige, die sich ihrem Thema, ohne es zu benennen, zuwendet.

Anleitung für die in der Mitte Stehende:

Lege deine Hände übereinander auf der Mitte der Brust, ganz zentriert, dich wahrnehmend. Du entscheidest selbst, wann mit der Bewegung zu beginnen.

Löse deine Hände und öffne deine Arme.

Eine der Handinnenflächen dreht sich etwa auf Brusthöhe nach vorne, der Arm ist dabei abgewinkelt.

Die andere Handinnenfläche führst du hinter deinen Rücken, so dass der Handrücken das Kreuzbein berührt.

Stell dir vor, deine Handinnenflächen könnten sehen und dir beim Spüren behilflich sein.

Sie sind sowohl nach vorne als auch nach rückwärts ausgerichtet, du spürst in beide Richtungen.

Nun führe beide Hände wieder über dem Brustraum zusammen.

Wiederhole die Bewegung, indem du jeweils die andere Hand nach vorne, bzw. nach hinten führst.

Einmal ist die rechte Hand vorne auf Höhe der Brust und die linke hinten auf Höhe des Kreuzbeines.

Dann kehren beide Hände zum Herzen zurück.

Nun wendet sich die linke Hand nach vorne, die rechte nach hinten.

Die Bewegung ist ein Aufmachen und ein Öffnen.

An die Personen in der Mitte:

Ich möchte dich nun einladen, diese Bewegung so aufmerksam zu wiederholen, bis du sie fließend vollziehen kannst, ganz wie ein Tanz. Allmählich richtest du deine Aufmerksamkeit auf dein Gegenüber, auf die Person, die für dich das Offensichtliche repräsentiert.

Dies ist dein Gegenüber, das du ansiehst und mit dem du in Kontakt bist. Während du zentriert bei deiner Bewegung bleibst, mag es sein, dass sich nach und nach tiefere Wahrnehmung einstellt, als würde sich Schicht für Schicht zeigen.

Und allmählich wirst du mehr und mehr wahrnehmen, dass du jemanden deinen Rücken zuwendest und dein Körper wird in diesem Wissen anders wahrnehmen.

Es gibt eine sichtbare und eine unsichtbare Welt und es gibt etwas, das du im Außen erfährst und etwas, das dir nicht bewusst ist.

Du erfährst die Fähigkeit, dich mit etwas zu verbinden, das du klar vor Augen hast. Doch du lernst auch das dir Unbekannte mit ein zu beziehen.

Du erlebst dies über deine äußeren und inneren Sinne und die Fähigkeit dich zu öffnen für Dinge, von denen du abgewendet bist, und für Dinge, denen du dich zuwendest.

Wahrscheinlich wird es einen Augenblick geben, da du dich umdrehen möchtest. Lass es geschehen, folge diesem Impuls und gib dir die Zeit dafür.

Und dann wirst du klar erkennen, dass sich dir etwas Anderes zeigt.

Du nimmst Unterschiede wahr und es mag sein, dass du dies als Ergänzung oder gar als eine Annäherung an das Ganze erlebst.

Die Bewegung ist eine einfache und doch eine sehr wirksame und ich empfehle dir durch wiederholten Richtungswechsel die Unterschiede wahrzunehmen, die sich in deiner Gefühlswelt, deiner Körperwelt und in der Welt deines Verstandes und deines Geistes zeigen.

Spüre die Weite und Offenheit deines Herzens und lasse sie zu den Gegebenheiten und Ereignissen, die du bereits kennst, fließen. Ebenso zu den Dingen, die dir unbekannt sind; zu den Dingen, die dir vertraut sind, und zu jenen, die dir unvertraut sind. Nimm wahr, ob sich etwas in dir verwandeln möchte, das sowohl dir als auch anderen zu Gute kommt, so dass du sowohl das Vertraute als auch das Unvertraute, das Fremde annehmen kannst. Und es mag sein, dass du dich im vormals Unvertrauten selbst findest.

Erläuterung zur vorherigen Übung:

Diese Übung macht uns mit dem „Nicht-Gesehenen" vertraut, mit dem, was wir im Alltag nicht beachten, weil uns das oft wiederholte, das gewohnheitsmäßig Gedachte und Gespürte näher steht und vertrauter ist. Wir wenden uns den Lebensanforderungen in ihrer Offensichtlichkeit meist im „Einspur-Modus" zu und übersehen den Anteil des Nicht-Wahrgenommenen, der häufig entscheidend wirksam ist.

Die Übung entspricht dem Ätherischen, im Sinne des Nichtwahrnehmbaren.

Das bezieht sich auf das eigene Ich, bzw. auf seine Konditionierungen, seine Konstrukte. Wenn wir uns dem Offensichtlichen in uns zuwenden und dann den Blick auf das richten, das hinter uns steht und es staunend betrachten, dann entsteht Einbezug, dann geschieht Bewegung in Richtung Ganzheit, die ja unbeachtet immer da ist.

Die Übung ist dem „Sowohl – Als auch" verpflichtet und kann eine wesentliche Bereicherung unserer Perspektive darstellen, indem es auch das

Nichtgesehene in den Blick und vor allem ins Erspüren bringt. Darüber hinaus schult diese Übung die Möglichkeit des multisensorischen Zugangs und gibt uns die Möglichkeit das „Einbahn-Denken-Fühlen-Spüren“ zu verlernen.

Meditation: Alle Elemente (vor einer 5- Elemente Aufstellung)

Musikempfehlungen für die einzelnen Elemente

Erde	Terre
Wasser	Alina von Arvo Pärt oder Forellenquintett von Schubert Klavier
Feuer	Die 4 Elemente: Feuer Audio CD
Luft	Yo M`enamori D` un air aus Chants du Sud et du Nord von Arianna Savall, Petter Udland Johansen, Hirundo Maris,
Äther	Agnus Dei aus Lambarena, Bach to Africa oder Air von Joh. Sebastian Bach

Leg dich auf den Rücken und beobachte, mit welchen Teilen deines Körpers du gut aufliegst. Atme tief in deinen Bauch und lasse alle Verspannungen, alle Gedanken in den Boden abfließen. Nimm wahr, wie sich dein Körper mehr und mehr entspannt, wie sich die Wirbelsäule mehr und mehr an den Boden schmiegt. Das Kreuzbein liegt auf, Nacken und Schultern dürfen sich entspannen, das Gesäß breitet sich aus, Arme und Hände werden schwer und du fühlst dich von der Erde angenommen und getragen, mit allem was dich ausmacht; du weißt, sie macht keinen Unterschied, sie urteilt nicht, sie zieht dich an sich; so gib dich mehr und mehr der Schwerkraft hin, lass dich einhüllen und werde selbst zur Erde. Allmählich wechselst du von deinem gewohnten Atem in den Atem der Erde über:

Nase ein- Nase ausatmen.

Du begleitest mit liebevoller Aufmerksamkeit deinen Atem und lässt dich vertrauensvoll immer mehr tragen, hab Vertrauen in die Erde, spüre ihre Kraft und nimm die Kraft wahr, die du in dir trägst. Kannst du dich dem Getragen-Sein hingeben? Vertraust du dem Leben auf dieser Erde? Denk an den Geruch der Erde und atme ihn ein. Frage dich wie sehr du vertraust? Spür nach, wie es sich anfühlt, vertrauen zu können. Erinnere dich worauf du jemals vertraut hast. Frage dich:

„Gestehe ich mir einen Platz im Leben zu, wie ist dieser Platz? Werde ich sichtbar, wie und wodurch werde ich sichtbar, riskiere ich es sichtbar zu werden?“

Lässt du es zu, da zu sein und sichtbar zu sein? So wie die Erde im Winter hart ist, mag sein, dass es auch in dir Erstarrtes und Hartes gibt, das sich lösen möchte, damit du weich werden kannst wie die Erde dies im Frühling. In welchen Bereichen deines Lebens brauchst du Festigkeit, in welchen die Weichheit. Spüre in die Festigkeit deiner Knochen, denk an deine Fersen, denk an dein Brustbein, spüre in dein Felsenbein, das die empfindlichen Innenohrbereiche schützt. Denk an die Fähigkeit zu wachsen, mehr aus dir zu leben als du es dir bis jetzt zugestanden hast und erlaube dir Fehler, denn Fehler lassen erkennen und wachsen.

Auch wenn du ganz still bist, pulsiert das Leben in dir, in dir ist das Wissen von Jahrtausenden, das Werden und Vergehen, ewig und vergänglich. Dies ist immer da, auch wenn der Alltag dir so oft den Zugang dazu versperrt.

Wechsel der Musik

Du spürst auch deinen Herzschlag, du weißt, dass Blut in dir strömt. Du weißt, dass in dir das Element Wasser zu einem sehr hohen Anteil enthalten ist. Denke an einen Bach, der in der Sonne glitzert, denke an die großen Flüsse, die die Erde auf allen Kontinenten durchströmen und beginne allmählich deinen Atem zu verändern, um dich dem Atem des Wassers zu zuwenden:

Nase ein - Mund ausatmen.

Und du lässt lieb gewordene Bilder in dir aufsteigen, Bilder, die du gesehen und erlebt hast, im oder am Wasser, du hörst den Geräuschen des Wassers zu, vom Sprudeln einer kleinen Quelle, dem Plätschern eines Baches bis zum Rauschen großer Wasserfälle.

Du lauschst der Brandung am Meer, du kennst die unterschiedlichen Farben des Wassers. Welche Qualität hat Wasser für dich? Du kannst spüren, wie es ist, sich tragen zu lassen, du weißt wie ein Bach ganz mühelos um einen Stein herumfließen kann. Und du kennst auch deine Art auf Widerstand zu reagieren.

Du kennst den Fluss deiner Gefühle, alle Stromschnellen, du kennst dein Mitgerissen sein, manchmal wunderbar, und doch auch erschreckend. Welche der Qualitäten des Wassers sind dir vertraut, welcher Qualität könntest du mehr Aufmerksamkeit schenken? Wie könntest du mit Widerständen umgehen, was unterstützt dich, um in Fluss zu kommen? Wie wunderbar ist es doch in Fluss zu sein und sich tragen zu lassen.

Gib dir Zeit, dich dem hinzugeben. Und dann gestärkt heraus zu treten und dem Feuer zu begegnen.

♫ Wechsel der Musik

Du kennst auch das Feuer in dir, das Feuer deiner Begeisterung, das Feuer, das dich im Leben immer weitergehen lässt, das Element, das dich mit Wärme erfüllt, das Licht in dir. Beginne nun langsam deine Atmung umzustellen:

Mund ein- Nase ausatmen.

Lass in dir ein Bild deines ganz persönlichen Feuers auftauchen, ist es eine kleine Flamme, die dich still werden lässt, ist es ein gemütlicher Feuerplatz, der dich zentriert, denk auch an große Brände, an Vulkane. Kehre zum Bild deines inneren Feuers zurück, lass dich von diesem Bild unterstützen, um dich auf das zu fokussieren, das jetzt wesentlich für dich ist.

Was kann das Neue sein, wofür brennst du. Gibt es eine Spur der Sehnsucht in dir, der du gerne folgst oder hältst du dein Feuer niedrig?

Gib dir atmend die Zeit einen Wunsch auftauchen zu lassen. Gestehe dir sogar das Unmögliche zu. Denke auch daran, dass Altes gehen darf, dass dein Feuer es verzehren kann um Neuem Platz zu machen.

♫ Wechsel der Musik

Du wendest dich dem Element Luft zu und so nimmst du nun sehr bewusst einen tiefen Atemzug. Verbinde dich mit dem ersten Atemzug deines Lebens, verbinde dich mit dem ersten Schrei deines Lebens und verbinde dich über den Atem mit dem Beginn deines Lebens. Und du weißt, dass du irgendwann zu atmen aufhören wirst, um dich auf die Reise ins Ungewisse zu begeben. Doch nun bist du hier und lebst und du kannst dir einen blauen Himmel vorstellen mit Wolken, die über den Himmel segeln. Leichtigkeit. Und du stellst dir einen Himmel mit Vögeln vor, die sich frei bewegen, so erlaube auch du dir allzu große Schwere abzulegen und deine Gedanken schweben zu lassen. Verbinde dich mit dem Element Luft über deinen Atem.

Mund ein- Mund ausatmen.

Frage dich:

„Wo braucht mein Leben noch etwas mehr Raum, mehr Luft, in welchem Bereich bin ich vielleicht zu luftig? Was hilft mir dabei, leichter zu leben?"

Möge mein Leben leicht sein. Es kann hilfreich sein dir eine Wolke vorzustellen, eine Wolke die leicht am blauen Himmel zieht; werde selbst zu dieser Wolke. Schwebe selbstvergessen. Lasse dich von diesem Element durchdringen und erheben. Und genieße die Weite des Elementes Luft, genieße die Freiheit, genieße die Klarsicht des Verstandes, deine Fähigkeit zu lernen und in Austausch zu gehen, nimm die Kraft der Luft auf.

♫ Wechsel der Musik

Nun geh über die vier Elemente hinaus im Wissen, dass im Größeren, im Unfassbaren alles beinhaltet ist. Dieses große Ganze ist der Ort, an dem Schöpfung unaufhörlich stattfindet, dass dies die Quelle der Liebe ist, dass wir mit allem Wissen, diesen Schöpfungsakt diese Intelligenz nicht erfassen können. Doch vielleicht und wahrscheinlich gibt es eine Erkenntnis ohne Worte in dir und vielleicht findest du so in dir dein inneres Licht, das für dich da ist und dich mit dem Unnennbaren verbindet. Und es mag sein, dass du dann dein Herz für die Erde in dir öffnen kannst, für das Strömen des Wassers, das Lodern des Feuers und den Atem des Lebens. Und dies ist alles in und außerhalb von dir und untrennbar verbunden. Es mag sein, dass du wahrnimmst, wie sehr du das Leben liebst und es leben willst. Du verbindest dich mit dem Äther über den Atem,

Nase ein- und Nase ausatmen. Wie der Erd-Atem, doch sanft und weich.

Äther oder auch Liebe – ganz wie du möchtest, ist die Essenz der Elemente, durchdringt alles und ist allgegenwärtig. Äther ist inspirierende, ist heilende Qualität. Und Äther ist Sehnsucht, die wir alle kennen, die wir ozeanisch deuten, und deren Herkunft wir nicht orten können. Eine Sehnsucht, die wir nicht unbedingt als nach dem Göttlichen strebend bezeichnen müssen, sie kann auch als das Sehnen nach dem Unfassbaren verstanden werden.

Werde immer stiller und lausche in dich hinein, zu deiner Quelle, zur sich öffnenden Blume deiner Erkenntnis, zu deinem Licht und öffne dich der Inspiration.

Aufstellung aller fünf Elemente (nach der Meditation aller Elemente)

Einen Wunsch, ein Anliegen in die Mitte des „Elemente -Vierecks" bringen. Erfragen des Wunsches oder ihn verdeckt aufstellen.

Das hier beschriebene Vorgehen ist eine Empfehlung und kann entsprechend verändert werden.

Die Elemente Erde, Wasser, Feuer und Luft werden in den Himmelsrichtungen als Quadrat aufgestellt: beginnend mit der Erde im Westen, dem Wasser im Süden, das Feuer im Osten und der Luft im Norden. Die 4 Elemente Erde Wasser, Feuer und Luft haben feste Orte. Die Repräsentantin für den Äther wird als freies Element aufgestellt. Das Element Äther ist immer frei zu tun, was es möchte.

Die TeilnehmerInnen der Gruppe können sich in einigem Abstand um das Elemente -Viereck im Kreis anordnen.

Die WunschbringerIn stellt sich in die Mitte des Quadrates und wendet sich dem Element zu, von dem sie angezogen wird und spricht es mit den Worten an: „XY, ich wende mich dir zu und ich habe einen Wunsch, ich brauche (z.B. deine Festigkeit)"; dies kann ausgesprochen werden oder nicht.

Die Klientin kann nur Gaben erbitten und annehmen, die sie im Element wahrnimmt. Sie tritt auf das Element zu, hält die Hände wie Schalen und führt diese dann zum Herzen, wenn das Element durch eine gebende Geste zeigt, dass es dazu bereit ist. Jedoch auch das Element kann verbal formulieren, welches Geschenk es geben möchte.

Die Klientin kann auch ihre Wahrnehmung über das Element zum Ausdruck bringen, z.B. „Ich sehe deine Kraft und nehme gerne davon, wenn du bereit bist sie mir zu geben."

Die KlientIn kann auch um das Element herumgehen, um es wahrzunehmen, sie kann sich an das Element anlehnen, um sich stärken zu lassen.

Die Prozessleiterin weist immer wieder darauf hin, dass sich die Klientin frei fühlen kann,

diese braucht sich jedoch nicht allen Elementen zuzuwenden; allerdings ist es gut, wenn sie sich abschließend bei allen Elementen bedankt. Alle Elemente stehen zur Verfügung, können aber auch sagen, dass ein anderes Element besser geeignet sei. Der Kontakt der Elemente untereinander ist zu beachten.

Da es in der Regel mehrere Anliegen gibt und so der Prozess länger dauert, können auch die umstehenden Personen den Platz eines Elementes einnehmen oder sich hinter ein Element stellen.

Prozess der Aufstellung

Peter, sagt, dass er sich gerne in den Kreis stellen um sich für das Gelingen eines Projektes stärken zu lassen. **FT**, Franziska Tillmanns ist Leiterin des Prozesses, **LP**

Die Elemente werden von **Peter** ausgewählt.

P	Wählt für sich als Repräsentantin eine Frau
E	Erde
W	Wasser
F	Feuer
L	Luft
Ä	Äther

P stellt sich vor das Feuer: *„Ich brauche deine Hilfe für ein Projekt."*

F Schüttelt sich ein wenig und sagt dann:

„Ich bin Energie und Bewegung, deine Energie muss noch ausgeglichen werden, sonst ist sie verstörend."

P *„Was kann ich tun, ich habe keine Ahnung wie ich in das rechte Maß komme?"*

Die Repräsentantin von Peter bemerkt nun, dass das 5. Element ihr ganz nahesteht und wendet sich ihm zu.

P *„Ich bin hilflos."*

Ä schaut zu P, ist aber auch halb dem Wasser zugewendet:

„Du solltest zuerst zum Wasser gehen."

P geht näher: *„Mir ist leicht übel, doch ich spüre auch Energie."*

Ä stellt sich hinter P , legt die Hand auf die Schulter und führt P um das Wasser herum.

P lässt sich zögerlich führen. Außerhalb des Quadrates, hinter dem Rücken des Wassers, sagt er:

P *„Ich will wieder hinein in den Kreis"*! Dann stellt sich **P** vor das Wasser und sagt:

„Von dir kann ich nichts annehmen."

P schaut kurz zur Erde, schüttelt den Kopf und wendet sich der Luft zu

L öffnet die Arme.

P geht zu ihr und legt den Kopf an ihre Brust:

„Da fühle ich mich gut und richtig."

L *„Ich halte dich, ich bin sehr stark, es ist als wärest du mein Kind."*

Peter von außen: *„Und als wärest du mein Vater."*.

P rutscht langsam zu Boden, bis er zu Füßen der Luft sitzt, hält sich fest.

L *„Gar nichts muss dir gelingen, so wie du bist, bist du ausreichend, es gibt keinen Anspruch."*

P seufzt und sagt: *„Hoffentlich kann ich manche der Ansprüche lassen, die ich an mich habe."*

Ä tritt an **P** heran: *„Ich helfe dir dabei."*

FT regt an, den Äther zu fragen, wer sie ist.

Ä nach einer Weile: *„Ich bin ganz leer, ich bin Leere."*

Ä und L sehen sich an und lächeln.

L zu **P**: *„Dir muss nichts gelingen, dann gelingt es."*

Ä *„Nichts muss sein"*.

P steht auf, lehnt sich leicht an die Luft und sieht zum Äther, zur Leere.

Peter wird in den Kreis gebeten und stellt sich nun an den Platz seiner Repräsentantin, die aus dem Feld geht. An die Repräsentantin der **Luft** gewendet, sagt er:

> *„Bitte, kann ich das nochmals hören, dass ich nicht muss, das kann ich nicht oft genug hören, ich vergesse es immer wieder."*

Die Repräsentantin der Luft wiederholt den Satz:

L *„Dir* **muss** *nichts gelingen, dann gelingt es."*

Peter wendet sich dem Feuer und sagt: *„Du hattest schon recht, die Energie soll anders verwendet werden."*

Empfehlungen für Aufstellungsformate:

Ich und alle Elemente

Ich und Essenz („Ich Bin")

Ich und Selbst autopoetische Aufstellungen nach Siegfried Essen,

Siegfried Essen definiert die beiden Wirklichkeiten Ich und Selbst wie folgt:

„Das Ich ist unsere Handlung-und-Wahlkompetenz, bei der wir zu etwas hin und von etwas wegwollen, es ist unsere Fähigkeit, zu bewerten und zu entscheiden. Das Selbst ist das Bewusstsein unseres Seins in Verbun-

denheit, die göttliche Wirklichkeit in uns, unsere innerste Quelle von Liebe und Begeisterung. Das Ich ist das Entscheiden und Tun, das Selbst ist das Sein."

Buchempfehlung: Siegfried Essen, Selbstliebe als Lebenskunst.

BEMERKUNGEN ZUM ELEMENT ÄTHER UND ZUM THEMA LEBEN – TOD – LEBEN ¬

Mit Äther wird die Liebe assoziiert. Das schönste, größte Thema, eine Frage, die uns bewegt und uns immer wieder auch verwirrt. Und ein Thema, das ganz gewiss alle Elemente in sich vereint und in allen Elementen beinhaltet ist.

Im Kapitel Luft wird von Schu, dem ägyptischen Gott der Leere, erzählt. Er, der Luft Gott, hatte den Himmel zu tragen. Das Kapitel Äther erzählt von einem Raum, der keiner Anstrengung bedarf, wenn wir uns ihm wirklich hingeben. Und wenn es nur für kurze Momente geschieht.

Die Zusammenfassung bleibt offen und ist dem Leben überlassen

Ich möchte keine Anmerkungen zur Mythologie machen, denn dieses Thema geht über Mythos und Archetypen hinaus. Der Raum bleibt offen für eigene Betrachtung und eigenes Spüren, als Einladung die veränderte Energie, die möglicherweise feiner geworden ist, wahrzunehmen. Eine Energie, die sich ausdehnt und auch so ein Zusammenfließen darstellt.

Anders als bei Luigi Malerba im nachfolgenden Text ist dies zwar eine erzählenswerte Geschichte, doch sie wird nicht von mir erzählt, sie wird gelebt.

Die Liebe .... eines nachdenklichen Huhns[31]

Ein junges und unerfahrenes Huhn hatte sich in ein Kaninchen verliebt. Es sagte aber niemandem etwas davon, nicht einmal seinen liebsten Mithühnern, denn es schämte sich. Jeden Tag ging es am Kaninchenstall vorbei und warf dem geliebten Kaninchen einen Blick von der Seite zu. Es wurde eine unerwiderte Liebe und niemals eine erzählenswerte Geschichte.

Luigi Malerba

Teil 2
Texte und Geschichten
Die Entwicklung des Menschseins:

Aufstellungsarbeit im Spannungsfeld zwischen Gelebtem und Visionen

Es war immer hell, aber jetzt beginnen wir zu sehen. Oder: Aus dem Nichtwissen wächst die Rose des Staunens.

Im Folgenden versuche ich entlang einer nüchtern-poetischen, gedanklichen Spirale menschliches Bewusstsein in seinem Entstehen zu begreifen und darüber hinaus neue Sichtweisen und Erkenntnisse des Verstandes und des Herzens zu entwickeln. In den 60er Jahren des 20. Jh. entwickelte Clare Graves[32] , Professor für Psychologie an einem New Yorker College, ein Modell[33], das von Don Beck und Christopher Cowan, von Ken Wilber und Frederic Laloux u.a. übernommen und weiterentwickelt wurde.

Um bei diesem Modell bleiben zu können ist zuvor noch etwas über Meme zu sagen. Meme sind Informationseinheiten unseres Bewusstseins. Sie verbreiten sich zuerst im Fühlen und Denken, werden dialogisch verknüpft und entwickeln sich so weiter.

Meme sind das psychische Äquivalent der Gene, allerdings in ständiger Veränderung begriffen. In diesem Zusammenhang wurde auch der Begriff des Werte-Mems geprägt. Wenn Wertvorstellungen in einer Person, in einer Familie, in einem Team, in einer Gesellschaft harmonieren, ist dies wie Musik (Bach, Mozart), wenn diese miteinander in Streit sind, wird es misstönend. Spannungen entstehen bis hin zum Leid. Die Wissenschaftler wählten das Bild einer Spirale, um damit das „Sich nach oben Entwickelnde“, das „Nach innen Gerichtete“ und auch das „Nach außen Führende“ zu veranschaulichen. Sie wählten für die wichtigsten Stationen dieser menschlichen Bewusstseinsentwicklung Farben anstelle von Nummerierungen, um von alten hierarchischen Strukturen Abstand zu nehmen.

Tanz auf der Spirale

Ich möchte dich gerne zu einer Zeitreise einladen. Ein Zustand der Meditation oder Versunkenheit kann sich dabei durchaus als hilfreich erweisen und so bitte ich darum einige Male durch zu atmen und das loszulassen, das jetzt nicht von Belang ist. Es kann gut sein, dass sich durch dieses absichtslose Gewahrsein des Atmens die Brust weitet. Gib dir dafür bitte Zeit und Raum.

Geh nun bitte eine Woche zurück, ein Jahr, zehn Jahre, einige Jahrzehnte, vieles hat damals begonnen, und du wusstest nicht, wo es hinführt. Dein Leben, deine Jugend, Kindheit, Geburt, ein winziger Augenblick in einem Kontinuum von Zeit.

Und nun gehe über die Geburt hinaus, über Eltern, Ahnen, Jahrhunderte, Jahrtausende, einige Milliarden Jahre. Dir wird bewusst, dass du eingebettet bist in der Zeit, und dass irgendwann eine wunderbare Geschichte ihren Anfang nahm. Du dehnst dich weit und noch weiter in der Zeit zurück. Du, wir, ein winziges Atom, ein Lichtchen, Energie am Beginn.

Dann bewegst du dich von diesem Beginn nach vorne, Landmassen verschieben sich, Gebirge falten sich hoch, unsere Mineralseele wird geboren, Pflanzen überziehen die Erde, Essenz des Pflanzlichen. Weiter nach vorne geht die Reise, auf der dir Tierarten begegnen, Tierseelen, unser animalischer Anteil entsteht. Dann die Menschwerdung. – Menschliches Bewusstsein beginnt sich zu entwickeln.

Der Mensch ordnet sich ein in die große Kette des Seins. Diesem Teil unserer gemeinsamen Vergangenheit, der ganz den Instinkten zuzuordnen ist, geben wir entsprechend dem Spiralmodell die Farbe beige

BEIGES Mem

Motto: Überleben

„Dieser frühe Wind ist dem Geheimnis der Morgendämmerung anvertraut, schlafe nicht, es ist Zeit sich zu öffnen…" Rumi.

Du begleitest mit all dem Wissen und Erkennen, das du in dir trägst, deine Vorfahren, wenn diese sich mit der tiefen Absicht zu überleben durch die Vegetation bewegen. Du riechst, hörst leiseste Geräusche, deine Sinne sind geschärft.

Du beschaffst dir Nahrung, das ist das Wichtigste und du stellst noch keine Überlegungen an. Du lebst von heute nach morgen, bist im Jetzt verankert. Dein bewusstes Ich ist noch nicht geboren. Du bist nicht getrennt, noch bist du eins mit Mutter Natur, noch bist du eingehüllt in die unbewussten Bereiche der Natur mit ihren Pflanzen und Tieren, du hast noch keine Grenzen zur Welt. Wir sind im uroborischen Bewusstsein, im großen Runden, wie Uroborus, die Schlange, die sich in den Schwanz beißt. Wir gleichen dem Säugling am Anfang des Lebens, mit wenig Einfluss, ohne Kontrolle. Wir bewegen uns ähnlich den Tieren in Rudeln.

Doch, ungeachtet der Nichtdifferenziertheit, ist all das, was sich in weiterer Folge entwickeln wird, bereits eingefaltet. Die Tiefenstruktur ist vorhanden, die Oberflächenstruktur wird sich zu unterschiedlicher Zeit durch unterschiedliche Lebensumstände zeigen. Die Seele will sich weiten, der Geist regt sich, bisher war die große Mutter die absolute Siegerin.

Langsam kommen wir aus dem Zustand des unbeschreibbaren Prä-ICHs, heraus und landen im

PURPUR Mem

der Ahnengeister.

Der Clan gewinnt an Bedeutung, der Ahnengeist erwacht und gibt Sicherheit, noch immer ist die Große Mutter Herrscherin. Die Menschen entwickeln Bräuche, Rituale um das Unzähmbare, die Geisterwesen zu beschwichtigen. Sonne, Mond, Sterne werden beschworen, besungen, weil wir mit den Naturkräften in Harmonie sein möchten. Wahrscheinlich sprechen auch die Bäume zu uns, wie sie es noch heute manchmal tun. Kräfte werden personalisiert. Beschwörungen, Zaubersprüche, Bannsprüche kommen uns zu. Innen und außen sind noch nicht wirklich getrennt. So wie bei Kindern, deren Phantasie mit der Wirklichkeit verschwimmt. Heilige Plätze werden gefunden. Heilige Worte der Kraft entstehen. Wir leben in einem vibrierenden Universum, in einer faszinierenden Lebendigkeit der Bilder, die unser Verstand in späterer Zeit nur mehr in besonderen Bewusstseinszuständen erfassen kann. Gruppenidentität entsteht, man könnte auch sagen, dass sich ein Gruppen- Selbst entwickelt. Mythen haben hier ihren Ursprung und sind in das kollektive Bewusstsein eingebettet, ab und zu begegnen sie uns in Träumen. Die Kunst ist geprägt von Brüsten, Genitalien und Jagd. Das Denken wird dichotom. Menschen gehören zu uns oder – eben nicht. Das Wir der Sippe hat Bedeutung. Später werden wir uns über Fahnen darauf besinnen, Stars and Stripes, Halbmond – und das wird noch das Mildeste sein. Frauen müssen geschützt werden, später bis hin zur strengen Bewachung, denn der Fortbestand der Sippe hängt von ihnen ab. Später werden Frauen sich über mangelnde Chancengleichheit beklagen. In dieser Phase hat die strenge Einteilung in Gruppenangehörige und Fremde ihren Ursprung. Blut ist dicker als Wasser, sagt man. – Cosa Nostra – Stärke und Schwäche zugleich.

Dann wächst langsam das Bedürfnis nach Autonomie, ich will so stark sein wie du. Der Blick hebt sich, das Ich wird jetzt geboren. Die Große Göttin, ausgestattet mit den Insignien weiblicher Kraft, muss unterjocht werden. Und sie wird unterjocht, Zeus, Wotan, Jahwe treten auf, lehren uns Blitze schleudernden Jähzorn, lehren uns Rache und letztendlich die Arroganz. Die Geister haben ihre Autorität eingebüßt. Zeus stürzt Kronos, Papa und Mama wanken. Freud und Jung duellieren sich, so werden wir es dann später sehen.

Doch die Übergangsphase von Purpur nach Rot ist auch von Unsicherheit geprägt, da hat sich ein Einzelner emporgeschwungen, doch was, wenn ihn die Gruppe nicht mehr stützt?

Doch dann ruft eine laute Stimme „Ich lebe." Und nun entfaltet sich als egozentrisches Mem, das

ROTE Mem

der machtvollen Götter.

Die Welt ist ein Dschungel, in dem der Stärkere überlebt. Ich zeig dir, wer ich bin, damit du mich nur ja nicht unterschätzt. Auf der unbeleuchteten Seite lauert die Angst vor der Scham und der Schuld. Tod wird erfahren. Die Abgrenzung gegen den Clan will gelebt sein. Der Verrat am Clan wird beiseite geräumt. Die Expansionswünsche gehen ins Unermessliche, die Erde gehört uns, wobei immer das „Ich" im Vordergrund steht. Unverfrorene Besitzansprüche werden gelebt, Schuld wird den anderen zugeordnet. Der Feind Saddam Hussein erlaubt alles, auch Guantanamo einzurichten. Alexander der Große, Dschingis Khan, Timur der Lahme, als charmante Killerversion James Bond, als weniger charmante Version Donald Trump. Und auch die Habsburger hatten entschieden rote Feudalansprüche, die sie geschickt als Heiratspolitik erklärten.

Die Schmerzschwelle ist möglicherweise tatsächlich erhöht, wenn wir uns in Rot befinden. Bergsteiger brauchen diese Kraft, wenn sie in die höchsten Höhen wollen. Forscher wandern damit in Finsternis und Eis. Der

Weg des Willens in seiner Grundlage, in seiner noch nicht transformierten Form sieht so aus. Ist die Liebe dabei oder noch nicht, beginne ich zu fragen.

Oder ist die Liebe alles, und immer dabei, sonst wäre dieses Fortschreiten des Bewusstseins gar nicht möglich. Dies ist übrigens ganz gewiss keine Frage, die man in einer Identifikation mit Rot stellt.

Wenn jemand rein in Rot gefangen ist, lernt er nur, wenn sich daraus ein Vorteil ergibt.

Eine rote Gesellschaft besteht aus wenigen herrschenden Wohlhabenden, diese stellen ihre Position mit Stolz dar, kassieren horrende Summen, während ihre Firmen vom Staat gestützt werden müssen. Auf der anderen Seite die Besitzlosen, die von der herrschenden Klasse mit einigen gezielten Krumen bei Laune gehalten werden.

Aber in einem gesunden Rot sind wir voller Kraft, glitzernder Intelligenz, Phantasie und Spaß, dieser Spaß kann recht kernig sein, wie das Schuhplattln. Und sicher ist es ja auch in dieser Phase so, dass wir genau diese Art der Kraft entwickeln und kennenlernen müssen, um am anderen Ende der Skala unsere Sanftmütigkeit erfahren zu können.

Aber, wenn Rot sich durch die individuellen Ansprüche immer mehr verfestigt, können wir, gerade jetzt in Zeiten der Finanzkrisen, Krisen des Klimawandels, Energiekrisen deutlich erkennen, dass dies so nicht weitergehen kann. Rot ist Sprinterqualität, schnell hochgefahren und wieder abgestürzt. Zu erkennen, dass ein einzelner Mensch nicht alles vermag, ist beschämend, und Scham fürchtet Rot am meisten.

Nun sind wir wieder in einer Übergangsphase. Zweifel, unsere ungeliebten Helfer, machen sich breit, „sind unsere ungezügelten Wünsche und Taten noch vertretbar?“ fragen wir uns. Wir ahnen, dass es Größeres, Umfassenderes gibt, das eingreifen könnte, und so tritt der zornmütige Gott jetzt wirklich in unser Bewusstsein, das strafende, kontrollierende Auge

Gottes. Nicht das der gütigen Erkenntnis. Moses verkündet die 10 Gebote. Die jüdisch-christliche, islamische Geschichte braucht einen gebietenden Gott, um über Regeln und Sühne aus dem Chaos der rivalisierenden Ichs zu führen.

Mehr und mehr gleiten wir in das

BLAUE Mem,

die Kraft der Wahrheit.

Es betont den Sinn. Impulse brechen immer seltener durch, Tugend beginnt sich in den gespannten Lippen zu zeigen, auch Selbsthingabe nimmt zu, sich für eine gerechte Sache zur Verfügung zu stellen, dafür zu sterben.

Wenn Blau erwacht, tut Buße gut, schreiben Beck und Cowan. Wir beginnen Pein zu ertragen in Hinblick auf etwas Größeres. Wir kennen den seelischen, körperlichen Schmerz, der mit Hinwendung und Hingabe verbunden sein kann.

Der weiße Faden im Modell, alles war als Potential schon immer da. Nun taucht Hingabe auf. Dienen bekommt jetzt einen anderen Stellenwert, auf der roten Ebene wurden wir ja von den Mächtigen zum Dienen gebracht oder brachten andere dazu. Das Not-Wendende wird getan, doch in immer anderen Zusammenhängen. Dies können wir nun schon erkennen.

Wir sind schon tief im Blau, Schulden werden gezahlt, Hierarchien akzeptiert, Bleistifte gespitzt und geordnet, Lehrer schlagen mit dem Lineal auf Hände, alles hat seinen Platz in einer blauen Welt. Wie befriedigend kann es sein, eine total verhedderte Nähschatulle oder Werkzeugkiste zu ordnen! So ist das vorstellbar, nur ein wenig größer. Und abgesehen von der tiefen Befriedigung, endlich richtig zu sein, wird es auch immer gefährlicher, denn Anklage steht gegen Anklage. Hexenverbrennung, Frauen waren schon immer näher an die Schuld gerückt.

Konzile werden abgehalten, falsche und richtige Päpste treten auf die Bühne, Kreuzzüge werden unternommen.

Dazwischen eingestreut wie kostbare Perlen, Franziskus in Italien, Eckehart in Deutschland, Ibn Arabi in Spanien und Rumi in Konya, große Visionäre, große Liebende.

Ja, und Würde ist natürlich ein gut blaues Wort, Würde ist etwas Wunderbares, wenn das Lächeln zumindest ums Eck schaut, doch in einer sehr blauen Gesellschaft fehlt es wohl daran. Mein fleißiger Vater hatte viele sehr blaue Anteile - bevor wir auf Urlaub fuhren, mussten wir alle zur Messe, und da stand er würdig, die Lippen ganz schmal - keine Freude im Voraus, dass er einige Stunden später in einem See schwimmen würde. Der Genuss im Vorhinein gebüßt. Er hat seine Mutter bei der Geburt verloren, er hatte es nötig, sich irgendwo zu verankern, dafür ist blau wirklich gut. Blau ist Anker, ein wesentliches Merkmal, wenn die Angst groß ist.

Zurück in unserer Spirale sucht unser Seelen-Bewusstsein wieder neue Wege, nun ist ja alles ein wenig stabiler, auf geht es, wenden wir uns doch wieder ein wenig dem Glanz zu, ein bisschen Feierstimmung, ein wenig Aufregung.

Warum also nicht die Wahrheiten überprüfen, die da angeboten werden. Vielleicht verwerfen wir sie überhaupt. Doch ganz ohne Autorität geht es in dieser Übergangsphase zur nächsten Ebene noch nicht.

Weil der Vorsicht noch der Vorrang gebührt, steht Blau auf dem Qui-vive, dem Turm, um zu sehen, was sich da regt.

Und was sich da regt, das gefällt uns gar nicht, und so kam es zu ideologischen Streitereien ohne Ende, Verbündete werden gesucht, Leute „wie wir“ favorisiert. Das rechte Denken fordert seinen Tribut.

Am Höhepunkt von Blau streben wir danach, alles, aber auch alles recht zu machen, gleichzeitig begreifen wir aber doch, dass wir zwar einen Baum pflanzen und pflegen, ihn aber doch nicht erschaffen können. Jetzt mit zunehmenden Autonomiebestrebungen nimmt die Möglichkeit, alles in der Hand zu haben, wieder zu. Wenn wir uns von all den einschränkenden Autoritäten, Ideologien, Abhängigkeiten befreien, dann könnte es doch sein, aber was könnte sein? Ist es reine Grandiosität oder wird zunehmend etwas Anderes sichtbar? Wo trägt uns das denn hin?

Zurück zur Spirale: Am Übergang von Blau nach Orange versuchen wir zu verändern, noch haben wir nicht die Einsicht, dass wir uns als Menschen wandeln könnten. Die Welt zu verändern ist unser Begehren. Wir denken in größeren Zusammenhängen und wir versuchen unsere Fähigkeiten zum Einsatz zu bringen. Auch wenn dieses ein Risiko birgt. In Orange erwarten wir Applaus, der Schatten des Glanzes wird gerne übersehen.

Das

ORANGE Mem,

Erfolgsstreben,

mit der Fähigkeit Strategien zu entwickeln, zähmt unsere roten Veränderungswünsche, denn wir wollen keinen Zorn heraufbeschwören. Die rote Impulsivität ist durch Blau einer ruhigeren Dringlichkeit gewichen und die rote, rasante, vorlaute Selbstüberzeugtheit hat über Blau viel an Selbst-Bewusstsein gewonnen. Hier wird nun deutlich, wie wesentlich es in dieser Phase der Entwicklung ist, die Stufen nicht zu überspringen, denn würden wir nach rot sofort in orange stürmen, z.B. auf der Suche nach Geld, dann könnten wir kaum Geduld, verantwortliches Handeln und Sinn für Konsequenzen entwickeln. Wenn in der Psychologie Phasen nicht entsprechend durchlaufen werden, dann entwickeln sich Neurosen, auf unsere Gesellschaft bezogen sind dies kollektive Neurosen, Missstände durch radikale Ausbeutung und Verfolgung. Orange ist in unserer gegenwärtigen Gesellschaft prominent.

Wissenschaft und Technik beginnen sich zu entwickeln. Mit zunehmendem Knowhow werden wir dreister. Höfliche Formen verschwinden. Und wie in Rot werden auch hier Schuldige gesucht, wir wollen keinesfalls beschämt sein, das macht auch die Zusammenarbeit in einem Team so schwierig. „Meine Bestimmung ist es, in Wohlstand und Fülle zu sein," sagt Orange.

Niemand fragt, was könnte die Essenz von Reichtum und Fülle sein, die Materie ist noch obenauf.

Doch die lineare Zeitauffassung weicht zurück, viele wichtige Dinge können gleichzeitig geschehen, das Denken ist flexibler, flüssiger, der Geist springlebendig, dialektisch. Neues wird angedacht, Selbständigkeit wird vorgezeigt, und dennoch ist Feedback wichtig. Übers Handy verbunden zu sein ist in, jedoch echte Nähe nicht unbedingt erwünscht. Durch Empathie könnte man herabgewürdigt, gehindert sein. Ich lege keinen Wert darauf, verstanden zu werden, und da ich nicht verstehe, kann ich meinen Strategien besser folgen. Soziale Programme werden nicht befürwortet. In Menschen wird investiert, wenn sie erfolgsträchtig sind. Wenn man die gute Nachricht heraushören möchte, so kann man sagen, dass menschliche Fähigkeiten als Ressourcen gesehen werden.

Stress wird mit Stolz verkündet, Burn-out verheimlicht. Wir bemerken mit Unbehagen, dass die unerfüllten Bedürfnisse der anderen doch zu stören beginnen. Nun wird überlegt, für die Zufriedenheit der anderen zu sorgen, gerade so viel, dass sie uns nicht in den Rücken fallen. Überarbeitete Ehemänner schenken ihren die Nähe suchenden Frauen ein gemeinsames Wochenende am Land, in Barcelona oder Dubai. Dies ist ja nicht nur Strategie, um dann wieder den Rücken frei zu haben, denn Einsamkeit stellt sich ein in diesen Glanzregionen.

In der Übergangsphase von Orange nach Grün entsteht ein Bedürfnis nach Menschen.

Wir wollen jetzt wirklich netter zueinander sein, seien wir doch aufrichtig, authentisch. Doch unsere Selbstenthüllung hat noch unbeholfenen Bühnencharakter. Kein Wunder, die orange Phase imponierte durch klare Äußerungen, dies klingt allemal authentischer als suchende Rede.

Wenn wir Altes in Frage stellen, das Neue nur als Ahnung da ist, verunsichert das, gibt uns aber, wenn wir Mut fassen, auch die Chance, uns im dialogischen Denken zu üben.

Die Phase des

GRÜNEN Mems

ist relativistisch.

Nun beginnen wir menschlichen Beziehungen unsere Aufmerksamkeit zu schenken. Die rein Grüne Phase ist das Resultat aller Errungenschaften, aller Verirrungen der fünf bisher beschriebenen Phasen. Wir haben viel gelernt, haben aber das Werten noch nicht verlernt. Grün erwacht, je mehr rigide, intolerante Ideologien als nicht mehr angemessen erkannt werden.

Porsche, Lamborghini und Co. werden in der Anfangsphase mit der heimlichen Frage betrachtet: Ist das alles? Wohlstandsüberdruss. „Das kann doch nicht alles gewesen sein," singt Hildegard Knef. „Genug ist nicht genug" singt Konstantin Wecker. Es muss wieder einmal etwas anders werden. Die Kinder fühlen sich zu Hause nicht mehr zuhause.

Zwischenmenschliche Qualitäten bekommen hohes Ansehen, werden auch gelebt, die mitfühlende Seele beginnt durchzuschimmern. Sensibilitätstraining und Intuitionsschulung werden gefördert. Wir entwickeln Warmherzigkeit. Bücher über Wirtschaft betonen das Spirituelle, und

Habgier ist out. Einschüchterungen sind out.

In den 60er Jahren gab es in Summerhill einen wunderbaren Lehrer, welcher ein Gegengewicht zur Schwarzen Pädagogik zeigte, und dazu hatte er offensichtlich die Begabung, ein Vordenker. Er ließ seinen Schülern viel Freiheit, gab ihnen wahrscheinlich das rechte Maß an Liebe und sah zu, wie die soziale Kompetenz wuchs. Und wir haben ihn gründlich missverstanden, denn laissez faire stellte sich ein. Offensichtlich hatten wir die Phase des Blauen Mems der Richtigkeit nicht ausreichend gut durchlaufen, um zu dem zu kommen, das gemäß ist. Denken Sie an die Lehrerin mit dem Lineal. Wir sehnten uns sehr nach mehr Freiheit und waren noch nicht frei dafür, so nahmen wir als Ersatz die Beliebigkeit.

Aufbruchstimmung der Hippies, wir alle sind eine große Familie. Hierarchische Strukturen sollten vermieden werden, geschlechtsneutrale Formen werden benutzt. Die 60er Jahre, zumindest hier in Mitteleuropa, geben den Frauen mehr Raum und mehr Sexualität, bis hin zu leisen oder deutlichen kollektiven Zwängen. Es werden Minderheiten gefördert, es entstehen humanitäre Einrichtungen wie das Rote Kreuz, der Rote Halbmond.

Als Henri Dunant das Rote Kreuz gründet, hat er sich von seinem Mitgefühl leiten lassen. Sicher hat er trotz all seiner visionären Kraft nicht geahnt, dass es heute hunderttausende freiwillige Mitarbeiter gibt, dennoch sind humanitäre Institutionen manchmal auch militant und agieren missbräuchliche. Doch wir denken auch an Albert Schweitzer in Lambarene. Bleiben wir dabei, zu sehen, dass etwas weiter geht und dass Menschen gute und freundliche Absichten haben.

Wir brauchen es jetzt vermehrt, uns aus einem Entweder – Oder- Denken in ein Sowohl als Auch – Denken hineinzubewegen. Das ist schon eine Vorwegnahme in den gelben Einstieg, ein bedeutender Schritt. Die Welt zeigt uns im Augenblick viel an Dunkelheit, denn Grün zeigt auch die Ungerechtigkeit, die Ungleichgewichte auf, und so wundert es uns nicht, dass die Ökologie zum wichtigen Thema wird.

Das bisschen Verschmutzung, um das man sich in Orange wenig gekümmert hat, zeigt sich heftig und fordert auf. Green Peace und viele ähnliche Organisationen setzen sich ein. Netzwerkdenken ist ein Motto dieser Phase. Die Psychotherapie beginnt sich zu verändern, Esalen in Kalifornien wird gegründet, humanistische Therapien entstehen.

Auch den Körper beginnen wir in anderer Weise zu erfahren, dem Atem wird Aufmerksamkeit geschenkt, jenseits der Gefühle und des Denkens nehmen wir etwas wahr: da rührt sich etwas Zartes, kaum Spürbares, Eugene Gendlin nennt es felt sense, Stephen Gilligan nennt es manchmal das Zarte.

Methoden, die vor langer Zeit auf diesem Planeten entwickelt wurden, werden integriert. Denn dies muss ja gesagt werden, nicht überall auf dieser Erde ist zur selben Zeit Grün oder Rot. Wir können nur einen Durchschnitt ansprechen, und Studien werden vorwiegend von der ersten und der zweiten Welt lanciert. Die dritte und die vierte Welt, letzteres sind die Kinder, haben andere Sorgen.

Seit Beginn des 21. Jahrhunderts hat 10% der Menschheit grünes Bewusstsein. Von den Mächtigen leben 15% im Grünen Bewusstsein, 50% hingegen noch im Orangen. Wenn wir in dieser Phase unser Potenzial nicht leben wollen, dann geht das Denken in einen Dämmerzustand über und zeigt sich als vages Unbehagen, als Unruhe des Herzens.

Wir drehen uns ein weiteres Mal und landen im

GELBEN Mem,

dem systemischen Mem.

Damit haben wir eine ganz besondere Aufwärtsbewegung in der Spirale vollzogen, wir sind im Denken der zweiten Ordnung. Ein sehr, sehr großer Sprung,

„Spring, spring!" hörte sie. Sie sprang und siehe da, sie konnte fliegen."

Unser Flug bedeutet zunächst einmal:

Dass wir heraußen sind aus den Identifikationen - wir beginnen zu überblicken, wir erkennen die Kette des Seins - wir sind Zeugen unserer Geschichte, wir sind nicht Gier, wir sind nicht Neid, nicht Verzweiflung, nicht Herzensenge, wir haben diese Gefühle vorübergehend zu Gast, und ebenso sind wir nicht unsere Gedanken. Wir erkennen unsere Konstrukte, unsere Inszenierungen, und können uns befreien. Wenn man auf dieser Flugbahn ist und noch ungeübt, dann ist das schon überwältigend und auch verwirrend. Wir nehmen das Chaos wahr, versuchen zu lernen. Chaosforschung lehrt uns, die Ordnung im Chaos zu sehen. Und wir wollen sehen, ob uns aus der Verwirrung angesichts dieser Komplexität irgendwann eine Rose blüht und wir die Schönheit sehen.

Aber wir sehen so vieles, und wir sehen aus neuen Blickwinkeln, wir sehen die Ausbeutungen, aber auch das bedenkenlose Wegschauen der vorangegangenen Phasen. Wir haben Ressourcen erschöpft. Manche Schleier sind gewichen. Wir denken nun wieder Ich, doch es ist von anderer Qualität, Submodalitäten, Teile unserer Persönlichkeit werden uns sehr bewusst, das Bewusstsein wandert Richtung Herz und weiter nach oben, um Verbindung herzustellen. Höhere Erkenntnisprozesse beginnen. Wir erkennen die immanente Ordnung. Sind wir dabei, unser Ich zu transzendieren?

Aber wir haben uns ähnlich wie in Beige mit Überlebensfragen zu beschäftigen, wenn auch mit anderen Augen, anderen Erkenntnissen.

Jetzt kommt es uns zugute, dass wir das Strömen entlang der Spirale kennen und nicht verurteilen müssen, wir können heilend eingreifen, in große Zusammenhänge und in ganz persönliche Belange.

Wir können uns nun entschließen, andere Weltsichten und Ausdrucksweisen zu achten, wir können uns auf die Frequenz anderer Kulturen einstimmen, ohne Angst vor dem Verlust unserer so kostbaren Authentizität und Autonomie. Jede Stufe ist unterfüttert mit all dem Vorangegangenen.

Wir leben in einem Universum der Paradoxien. Wir sind bereit zu lernen.

Sowohl – Als Auch ist nun eine unserer größten Errungenschaften, und wir wollen dies mit dem Herzen erfassen.

" Wissen wird zur Last, wenn der Kopf es begreift, Wissen wird zur Hilfe, wenn das Herz es begreift," sagt Rumi.

Wir wissen, dass unser Universum sich ausdehnt und wir dehnen uns mit. Und sind in Gelb gerade einmal 1% auf dieser Erde, und mit 5% in den Machtbereichen. Gehirnforschung macht riesige Sprünge. Die Spiegelneuronen zeigen uns, dass wir nur an Wellen des Meeres denken müssen und schon verändern sich unsere neuronalen Verbindungen im Gehirn. Sie überraschen uns damit, dass sie einen God Spot im Gehirn finden. Ein Bereich des Gehirns, der höher schwingt. Manchmal fehlt uns die grüne Herzenswärme, das wunderbar Geheimnisvolle, das Numinose, aber je mehr Transparenz, desto unumgänglicher ist es, dass wir uns mit dem großen Geheimnis beschäftigen, das uns auf den Weg schickt, auch wenn wir erkennen, dass wir es vielleicht niemals erkennen können. Das uns Richtungen einschlagen lässt, ehe wir es uns versehen. Dies ist nun schon der Übergang zwischen Gelb und Türkis, und ich komme noch einmal auf die Zeit der beigen Prä-Bewusstheit und auf einen wunderbaren Text zurück, den eine sehr kranke Frau kurz vor ihrem Tod geschrieben hat: *„Ich nehme die Mehrzahl für mich nicht mehr in Anspruch, ich lebe den Tag. Diesen. Heute. Morgen sage ich wieder – diesen. Heute. Morgen. Morgen ist, wenn das Licht kommt. Das Morgenlicht bereitet mir unendlich viel Freude. Welches Glück. Dieses Licht sehen zu dürfen. Noch einmal. Noch einmal."*

Sie war in mancher Hinsicht auf der Versorgungsebene eines Säuglings, doch sie war sich voller Hingabe vieler Ebenen bewusst, sie sah schon das Licht und war bereit, sich im großen Sein einzubetten. Zu dieser Zeit reichte sie wahrscheinlich schon über den türkisenen Zustand hinaus, dem wir uns nun zuwenden.

TÜRKISES Mem,

Mem der globalen Sicht.

Ya Nour, das Licht, wird immer deutlicher, das Individuelle und das Gemeinsame können nebeneinanderstehen. Neues Denken taucht auf. Philosophen wie Ken Wilber u.a. befassen sich mit Bewusstseinsentwicklung und weisen auf die Weisheit vergangener Zeiten hin. Die Relativitätstheorie ist den Quanten gewichen, Quantenphilosophen wie Ervin László[34] treten bei Kongressen mit Medien zusammen auf. Psychiater gehen bei SchamanInnen in die Lehre, wer hätte das gedacht. Verantwortung zeigt sich in einem neuen Licht, spiritueller Intelligenz wird Platz eingeräumt.

Wir bemühen uns um Achtsamkeit, wir bringen unser Gehirn und unser Herz in eine andere Schwingung. Wir achten in Übungen und Meditationen darauf, dass unser Herz die Balance hält. Stille und Dankbarkeit stellen sich im Herzen ein.

Wir sind nicht getrennt, wie wir es annahmen, das zeigt sich auch in Aufstellungen. Das Feld enthüllt seine Geheimnisse. Erkennen ist auf der türkisfarbenen Ebene kein selbstbezogener Vorgang mehr, die großen Zusammenhänge werden sichtbar.

Wenn wir in Türkis eintreten, verändert Religion die Form, und jetzt kann eines der wunderbaren Gedichte von Ibn Arabi[35] aus dem 12.Jh. gelebt werden:

Mein Herz ist offen für jede Form,

Es ist eine Weide für die Gazellen, ein Kloster für christliche Mönche,

Ein Götzentempel, die Kaaba des Pilgers,

Die Tafeln der Thora und das Buch des Qur`an

Ich übe die Religion der Liebe,

In welche Richtung immer die Karawane zieht

Die Religion der Liebe wird meine Religion

Und mein Glaube sein

„Wo immer hin die Karawane zieht", diese Zeile lässt auch in Dankbarkeit den Weg der Spirale nachvollziehen. Von der Einheit in die Vielheit und wieder darüber hinaus in die Einheit Ya Batin, ad Dahir (einer der 99 Göttlichen Namen). Das Offensichtliche und das Verborgene.

Ich habe den Faden weitergesponnen. Erleben aus meiner Kindheit ist mir eingefallen. Mitten im Spiel. Im Laufen hat es mich manchmal hinausgezogen, in die Raumlosigkeit, zugleich dunkel und strahlend hell, still und tosend, lang und kurz und einfach wunderbar selbstverständlich, einfach so, ohne Anspruch, ohne Absicht, und ich bin wieder weiter gerannt, habe weitergespielt, niemandem ist es aufgefallen. Im Stillen habe ich dies Ewigkeitsmomente genannt. Was wissen wir von der großen Fülle, der großen Leere, dem Hin-Gegeben-Sein. Unendlichkeit ist nicht nur großer Raum, sondern Raumlosigkeit. Derselbe große Geist weht überall. Viele Geschichten weisen darauf hin.

Das Uranfängliche wurde nicht mit diesem Körper geboren und wird nicht mit diesem Körper gehen. Wenn wir noch weiterhin dem Geheimen nachspüren, kommen wir dem Tod nahe und dem Leben. Je mehr unser Ich begreift, dass der Tod auf der gegenwärtigen Ebene zu akzeptieren ist, desto freier werden wir, um auch diesen Raum offen zu halten.

Wie werden wir die Freiheit verwenden?

Dieser Frage, der wir im Alltag begegnen, haben wir uns zu stellen. Diese können nur wir uns beantworten als menschliche Wesen und als Teil des großen Ganzen.

Das Universum .... Aus der Sicht Nachdenklicher Hühner[36]

Ein Huhn, das immer alles über den Daumen peilte, sprach ständig vom Universum, das Universum war sein Lieblingsthema. Die anderen Hühner kamen oft mit Fragen zu ihm. „Wie groß ist es?" Das Huhn, das immer alles über den Daumen peilte, antwortete: „Es ist fast unendlich." Wenn es gefragt wurde, wie alt das Universum sei, antwortete es: „Es ist fast ewig."

Luigi Malerba

Nebel – Zweifel – Licht

Wo Nebel ist, ist ein Raum der Formlosigkeit, ein Raum des nicht Sichtbaren.

Nebel bewirkt ein Verhüllen und weist gleichzeitig auf Verborgenes hin.

Nebel – so wie der Zweifel – trennt ab – scheinbar – und er beansprucht andere Sinne.

Viele Menschen, ich möchte mich nicht ausschließen, bewegen sich zurzeit in einer Periode des Wandels, und diese bringt es mit sich, dass wir manchmal nicht mehr klar erkennen können, was gut und richtig ist, was schön und was wahr ist. Wir folgen den Informationen der Medien und wissen, dass diese genauso gut ein fake sein können und wir wissen nicht mehr mit Sicherheit zu sagen, was wir glauben dürfen. Und selbst, wenn Zweifel oft so schmerzlich sind und uns scheinbar so sehr von der Liebe zu trennen vermögen, es mag doch sein, dass diese Zweifel stimmiger sind, als uns den falschen Richtigkeiten, den als richtig proklamierten Falschheiten zuzuwenden. Wenn ich davon ausgehe, dass in der Liebe alles einen Platz hat, dann ist der Zweifel jetzt eben vielleicht sogar die angemessene Haltung. Insbesondere dann, wenn ich in der Lage bin, den Zweifel zur Betrachtung werden zu lassen, ihn als not-wendende Erkenntnissuche zu verstehen. Zweifel, der nicht als Anstoß verstanden wird, kann zur Qual werden, Betrachtung entlässt mich aus der Gebundenheit und macht mich entscheidungsfähig. Wenn Licht in den Nebel des Zweifels fällt, entsteht Klarheit.

Viele von uns sind noch in den Frieden und in wachsenden oder anhaltenden Wohlstand hineingeboren. Und nun diese Erschütterung unserer so bequemen Haltung, die Erschütterung unserer Arroganz, der Besserwisserei. Alles gelang doch, alles stand zur Verfügung, da waren Lösungen über Lösungen.

Und nun sind wir im Nebel und damit müssen wir umgehen können. Wir tappen herum, denn der Boden unter uns ist nicht mehr so sicher und das Licht sehen wir vermindert oder nicht. Wir vergessen es sogar, auch wenn dieses Licht so viel größer ist als unsere beschränkte Sicht, auch wenn die Sonne so viel wärmer ist als unser Frösteln der Angst. Und ich rede hier von persönlichen Ängsten, von kollektiven Ängsten und auch von servierten Ängsten.

Ich stelle mir vor durch dichten Nebel zu gehen, der Boden fühlt sich nicht so sicher an wie gewohnt, kein Mensch ist wahrzunehmen, – Isolation. Plötzlich eine warme Hand. Ein Moment des Erschreckens, dann Erleichterung.

Ich bin nicht mehr alleine, jemand teilt etwas mit mir. Und es spielt keine Rolle, welche Farbe die Hand hat. Wichtig ist die Wärme, wichtig ist das „Du", wichtig das Berührt werden.

Wenn der Mensch die Sonne, das Licht, die Zärtlichkeit nicht vergessen hat, dann ist Nebel nicht beängstigend.

Doch es gibt den Nebel der Angst, der so dicht ist, dass er kein Wissen um die Sonne erlaubt; dann fühlt man sich bedroht, sobald sich ein Mensch nähert. Dieser Nebel trennt.

Kennst du den Nebel in Venedig, den hellblauen, der dich lächeln lässt, weil er dich nicht betrügt. Er sagt - du siehst noch nicht das volle Licht, doch es ist da. Du begreifst diese Schönheit durch den sanften Nebel. Es ist ein langsames Begreifen.

Dieser Nebel in Venedig betrügt nicht, er lässt hinter dem Schleier das Wunderbare erahnen, er lässt dich das Schöne in seiner Vergänglichkeit sehen, er macht dir klar, dass der Augenblick kommt, in dem du erkennen wirst – und etwas in dir kommt zur Ruhe. Zuversicht wird geboren. Dieser Nebel trägt den Duft des Meeres und erinnert dich an das große Ganze.

Der Nebel sagt auch: „Du kannst nicht alles wissen, vieles ist verhüllt," dies ist der milde Nebel eines Novembertages an der Donau, draußen am Treppelweg entlang des Flusses, er befeuchtet die Haut, legt sich auf deine äußere Grenze, so dass du deine Hand zum Gesicht führst und deine Körpergrenze spürst und um deine Grenzen weißt, und er spricht von Demut, „Entspann dich doch", sagt er, „nach innen bist du grenzenlos." Dann hast du dich aus der Demut erkannt, dich erkannt, deine wilde und wunderbare Kraft, wie Franz v. Assisi es nennt.

„Entspann dich," sagt der Nebel, „ich kann mich auflösen, so glaub doch, dass dies vorbeigeht und vertrau."

Nebel heißt im Griechischen Nephele: Ein wunderbares Wort, ein Wort, das man kosten kann. Es ist geheimnisvoll – Nephele hüll mich ein, mach mich doch ein wenig blind, lass mich von der Schein-Leere kosten, lass mich nicht sehen, was mich umgibt, ich ertrage es nicht, ich ertrage das klirrende Licht, die brutale Wirklichkeit nicht, heute nicht, vielleicht auch morgen nicht. Kann ich es denn tragen? Doch dann reißt die Nebelwand und das Licht ist sanft, golden und ganz anders als erdacht, alle Ängstlichkeit verschwunden und jede Zelle freut sich. Und Mut ist geboren.

Nephele lässt mich eintauchen in mich selbst, wenn ich überbürdet bin vom äußeren Schein, von all den Notwendigkeiten des Lebens, ob sie nun wirklich sind oder nicht. Wenn ich überflutet bin von Zukunftssorgen, dann kann mich ein Nebel Tag besänftigen, mich in Frieden bringen, dann schwindet alle Äußerlichkeit und es wird still und aus der Stille wird das Neue geboren, das nicht Erdachte. Kennst du die Geschichte vom irdischen Mädchen Psyche? Es ist eine alte Geschichte, eine von denen, die sich immer wiederholen. In das irdische Mädchen hat sich ein Gott verliebt, Amor genannt, und er wollte sie zur Frau und auch das Orakel bestimmte das, also was blieb ihr übrig, sie stimmte zu und sie ging durch viele Phasen der Beschwernis. Sie ging durch die Unterwelt, doch zum Geborenwerden in die Göttlichkeit fand sie durch den Schlaf, in diesen

Schlaf war sie gefallen, es könnte gut auch Nebel gewesen sein. Sie hatte gekostet von einer Salbe, die für Aphrodite bestimmt war, und somit hatte sie gegen eine Regel verstoßen. Wären wir doch alle manchmal ungehorsam und es auch gewesen.

Psyche hat sich für den Ungehorsam entschieden.

Ich sage nicht, dass dies die tiefste Geschichte über die Liebe ist, doch es ist eine Geschichte, die uns sagt, dass wir der Liebe begegnen können, auch wenn wir nicht alle Aufgaben und Vorgaben erfüllen, die man uns stellt. Und das ist ja das Wesen der Gnade, der Barmherzigkeit. Und doch müssen wir vorher durch alle Gegebenheiten des Lebens, durch alle Nebel, durch die Blindheit und dies immer wieder, um dann zu erkennen. Und jeder dieser Erkenntnismomente ist Liebe, ist Neuschöpfung.

Wenn eine Rose zu früh veredelt wird, dann ist sie zwar kostbar, wunderschön, doch manchmal wenig großzügig, sie spart sich aus. Ich hatte so einen Rosenstock, er hat eines Tages die Veredelung vergessen und auf die Besonderheit verzichtet. Die so besonderen Rosen wurden zu ganz alltäglichen Rosen und blühten den ganzen Sommer, sie verströmten sich, und ich habe mich jeden Morgen gefreut.

Doch zurück zum Nebel, wenn du lange drinnen wanderst, reißt es dich plötzlich hoch, du weißt genau, dass andere das Licht sehen und du, du nicht – ein Schleier von Neid, „mich kannst du nutzen“, sagt der Neid, „geh doch durch mich hindurch, geh zum Licht.“

Und dann gehst du und in all den Nebelschwaden entdeckst du immer wieder deinen Mut, und du entdeckst immer wieder Menschen, die einen Weg mit dir gehen. Und du entdeckst Menschen, die dir den Weg zeigen.

Und du gehst ein Weilchen mit ihnen und entdeckst die Liebe und das Geliebt werden, und du entdeckst auch die Manipulation und den Nebel deiner Verführbarkeit, und wieder erwachst du aus den Schlieren und bist da und immer wieder anders und da.

Ein planetarischer Nebel ist ein astronomisches Objekt. Er besteht aus Gas und Plasma, das von einem alten Stern am Ende seiner Entwicklung abgestoßen wurde. Er existiert meist nicht länger als einige zehntausend Jahre. Im Vergleich zu einem durchschnittlichen „Sternenleben“, das mitunter mehrere Milliarden Jahre dauert, ist diese Zeitspanne sehr kurz.

Keine Angst, wir Menschen sind noch nicht am Ende, doch es ist höchste Zeit, dass wir unsere große kollektive Lebensangst mit Mitgefühl betrachten, mit Güte behandeln und uns auch Freude am Leben zukommen lassen, damit wir immer wieder Mut fassen können, zu leben und zu sterben, und immer wieder zu sterben, um zu leben. Und neu zu gestalten.

Planetarische Nebel spielen eine entscheidende Rolle in der chemischen Evolution der Galaxis, welche Rolle spielen wir, du, ich und die vielen anderen für die Evolution des menschlichen Bewusstseins? Wir wissen es noch nicht, doch zurückblickend in die Zeiten sehen wir den goldenen und den dunklen Faden und dann erinnern wir uns der Werte wie Güte, Wachheit und Klarheit unserer Absichten. Und wir erkennen, dass wir in einer Zeit des Wandels sind. Wir leben in einer sich verändernden Zeit, die wir mit verändern, die uns verändert. Wir erkennen die Lösungen noch zaghaft, dazu müssten wir anders denken und unser Denken mit dem Herzen verbinden und unser Handeln mit Beidem verbinden.

Und wenn du wieder einmal aus dem Nebel heraustrittst und die Sonne strahlend ist und du dich voller Freude dem Licht aussetzt, dann kannst du sehen, wie wunderbar wir Menschen sind, und dass mitten im Elend der Grausamkeit und der Achtlosigkeit ein Neues geschieht, dass mitten im Elend Blumen aufblühen, dass Menschen zu Mitgefühl fähig sind, dass der Schein der Sonne vom Wasser gespiegelt wird. Dann kannst du wiederbeginnen, dir und anderen und dem großen Ganzen zu vertrauen. Dann hebt sich der Nebel der relativen Wirklichkeit in dir und du beginnst zu sehen, was nicht im sichtbaren Bereich ist. Du beginnst anders zu hören. Du beginnst mit dem Herzen zu hören, du lauschst den Bäumen, du lauschst den Rosen. Und es mag sogar sein, dass du die Illusion der Grenzen erkennst.

Und wenn der Nebel sich hebt, weil du dafür bereit bist, dann erreicht das Licht den Boden. Und du siehst auch den Schmutz in den Straßen. Und du siehst die Erbärmlichkeit unserer Eitelkeiten, du siehst die Erbärmlichkeit unserer Gier. Und du nimmst es zur Kenntnis, so wie es ist, und schaust es ganz genau an, und dann blickst du nach oben, zum Licht, und vertrauend vielleicht auch zur Liebe, solltest du schon eine Ahnung haben, was das ist. Und du blickst nach unten und wieder nach oben und wieder nach unten bis es sich in dir verbindet und eine Drittes daraus wird, ein Neues, und das nennt man dann Gnade, liebende Schöpferqualität, oder Emergenz.

„Das sanfte, gefährliche Antlitz der Liebe

Ist mir eines Abends erschienen, nach einem allzu langen Tag.

Vielleicht war's ein Bogenschütze mit seinem Bogen,

Vielleicht ein Musikant mit seiner Harfe,

Ich weiß es nicht mehr, ich hab' es vergessen.

Alles, was ich noch weiß, ist, dass er mich verwundet hat.

Vielleicht mit einem Pfeil, vielleicht mit einem Lied.

Alles was ich noch weiß ist, dass er mich verwundet hat,

Verwundet im Herzen, verwundet für immer.

Brennende allzu sehr brennende Wunde der Liebe."

Chanson Jaques Prévert[37] .

Und nun hast du die Wahl, du kannst dich dem Schmerz zuwenden und ihm standhalten und erkennen, dass das, was du auch als Schmerz erfährst, eine uralte Sehnsucht in dir ist, der alte Schmerz der Trennung. Und wenn du die Sehnsucht zulässt, dann zeigt sich oft ein Weg. Und nun hast du wieder die Wahl, du kannst sie zelebrieren, die Sehnsucht, und mit dieser Zeremonie gar nicht mehr aufhören, dann bist du ein wenig länger als notwendig im Nebel. Und du bist stolz darauf, dass du so sehnsuchtsvoll traurig bist, und dann – wieder ein Schritt zur Erkenntnis, zum Licht. Und du bist einen Schritt heraus und es mag sein, dass du lachst, „fast hätte ich mich zum Opfer gemacht, zum stolzen Opfer.“ Was, fragst du dich, ist denn nun die Liebe, was und wie ist der Weg dahin? Wenn du diesen Weg gehen willst, dann geh ihn besser nicht als stolzes Opfer. So zu gehen verwehrt den Blick auf die Liebe, weil du dann im Nebel der Selbstbezogenheit bleibst. Doch einen Weg kannst du gehen, auch im Nebel, nämlich den Weg der Erkenntnis deiner selbst, und ruhend in der schöpferischen Kraft der Liebe kannst du die Entscheidung treffen, immer wieder mutig deinen Weg zu gehen. Ein sehr weiser, sehr aufmerksamer Mann wurde gefragt, wer ihm den Weg gezeigt habe, und er sagte: „Es war ein Hund, der am Verdursten war, er stand am Rand eines Wassers und erschrak jedes Mal vor seinem eigenen Spiegelbild. Immer, wenn er sich näherte, schrak er zurück, bis er so sehr in Not war, dass er sprang, da löste sich das Bild auf.“ Auch wir können immer wieder springen.

Wir können nur in unserer Vorstellung fliegen, doch wir gehen voran, es bedarf manchmal eines Schubses, doch vielleicht sind wir irgendwann so wach, dass wir im Nebel das Nebelige erkennen. Und wir können, ohne Vorwurf an ihn und an uns, aus ihm hinaustreten, selbst wenn wir noch nicht wissen, wohin es geht. So oft sind wir voller Selbstanklage, wenn wir feststecken, und dann können wir uns nicht mehr lieben und wir vergessen das innere Leuchten, das selbst im Nebel da ist. Und das ist schmerzvoll. Doch von der Sehnsucht getrieben könnte es auch geschehen, dass wir erblinden, wenn wir zu lange nur ins Licht der Sonne blicken, blind für das, was rundum vorgeht, blind für Freunde, blind für Menschen, die der Hilfe bedürfen, blind für die Gesellschaft, die im Wandel ist. Flüchten um dem Schmerz zu entgehen?

Vielleicht ist es dann gut, den Schmerz über das Nichtperfekte des Lebens, über die Unzulänglichkeit der Menschheit in den Nebel zurückzuführen, um die Nebelwand zu durchqueren, sich dort ein wenig abzukühlen und dann mit neuer Klarheit am anderen Ende heraus zu treten - ans Licht der Sonne. Und es ist noch immer dieselbe Sonne, diese unsere Erkenntnis, die für uns da ist. Und du hast einen Perspektivenwechsel erlebt, wie schön, sich dem Leben zuzuwenden. Wie wunderbar, vertiefte Klarheit zu erleben, denn wir werden immer wieder trunken sein, und das kann Nebel sein und auch Weg zur Erkenntnis. Und wir werden immer wieder aufwachen und das Neue erkennen. Da ist kein Glanz des Neuen, kein Spiel der Eitelkeiten mehr.

Nein, ein Neues, vor dem du stehst und staunend bemerkst, dass eine Rose duftet, und dies in großartiger Bescheidenheit, anders siehst du nun die Rose, als eben noch vor der Nebelwand. Darum ist es so gut, immer wieder in Freundlichkeit dem inneren Zweifel zu begegnen, dem inneren Nebel zu begegnen. Ihn zu betrachten und den Schritt heraus zu machen. Um Mut zur Liebe zu fassen.

Und noch eine Betrachtung ist zulässig, zu gerne wären wir aus einem Guss, doch nicht immer ist dies so. Und dann ist ein Teil im Nebel, ein anderer im Licht. Und du kannst dich fragen, tappt da im Nebel das Kind herum, das ich einmal war, ist es die Frau, die resigniert hat, weil sie nicht gesehen wird? Und du weißt, da drin im Nebel ist jemand aus deiner inneren Großfamilie. Und wahrscheinlich musst du wieder einmal mutig in den Nebel gehen, um diesem Teil in dir entgegen zu kommen. Um ihn kennen zu lernen, und ihn dann ans Licht zu bringen, damit die resignierte Frau den Schritt wagt und gesehen und erkannt wird. Damit der Mann seiner Schwäche begegnet und neue Kraft ans Licht bringt. Als einer, der mit der Erbsünde der menschlichen Unzulänglichkeit da ist, der daraus Demut schöpfen kann, der lernen kann, an sich zu glauben und an andere zu glauben. Als Mensch, der wünschen, bitten und danken kann. Als Mensch, der in seiner ureigensten Weise beten kann. Und manche haben schon im Nebel zu beten gelernt, und bitten dann um Erkenntnis. Um die Begierden von den Bedürfnissen zu unterscheiden und vieles mehr. In der Regel ist das Leben kein Sprint ins Licht. Doch wenn wir es wagen, dem zu begegnen, was sich uns zeigen will und das anzunehmen, was ist – dann können wir beginnen, anders zu denken.

Du wirst dich fragen, warum ich dem Nebel so viel Aufmerksamkeit schenke. Ich denke nicht, dass es sinnvoll ist, im Nebel zu verharren, doch es ist notwendig, zu erkennen, dass wir, ohne uns abzuwerten, dem inneren Nebel begegnen können, denn dies ist eine der Möglichkeiten, heraus zu kommen. Manchmal tritt eine nicht ans Licht, weil sie fürchtet, niemals entsprechen zu können, sie verrät sich dann selbst und auch das Menschsein.

Es braucht Mut, sich zu äußern, es braucht Herzensmut und Geduld, in einer Zeit zu leben, die auf die Werte des Mitfühlens und der Kooperation anstelle von Konkurrenz so sehr angewiesen ist, wie es wahrscheinlich selten zuvor der Fall war.

Und deshalb ist es so wesentlich, sich auch im Nebel freundlich zu begegnen, um sich zu erkennen, Stück für Stück, sich und die Anderen.

Galaktischer Nebel... aus Sicht der Nachdenklichen Hühner[38]

Ein Astronomenhuhn behauptete, sämtliche Galaxien des Universums zusammen seien nichts anders als Staubwölkchen, die von einem Huhn aufgewirbelt würden, das in einem unendlich viel größeren Universum scharre. „Und was ist dann jenseits der Galaxien?" fragten seine Mithüh-

ner. „Wenn ihr genau hinschaut, dann seht ihr, ganz dort hinten, die Krallen des Huhns, das die Staubwölkchen aufgewirbelt hat."

Luigi Malerba

Der Sprache des Herzens folgen

Ein Ausschnitt dieses Textes findet sich bereits im Kapitel Element Wasser

Die Stimme des Herzens beginnt mit dem Lauschen.

In der Literatur der Sufis gibt es unendlich viel zum Thema Sprache des Herzens zu lesen. So wie ich Sufismus verstehe, ist er seinem Wesen nach Sprache des erkennenden Herzens, selbst wenn diese Sprache ohne Worte ist. Und es gibt wunderbare Poesie und Musik und vielschichtige Geschichten, die das bezeugen. Es ist wesentlich, diese Sprache in unser gegenwärtiges Leben zu integrieren. Diese Sprache mit poetischem Hinweischarakter nur auf den Orient oder auf Vergangenes zu beschränken, wäre ein Verlust. Diese Zitate, Visionen und Erkenntnisse haben keineswegs ihre Aktualität verloren.

Ich möchte dir den Dialog einer Frau mit ihrem Herzen zeigen und dich einladen dich auf das Lauschen einzulassen. Die Ohren zu öffnen, diese mit dem Herzen zu verbinden und der Sprache des Herzens zu folgen. Diese Frau lauscht häufig ihrem Herzen, spricht mit ihm, vergisst aber auch immer wieder darauf.

Die Frau und das Herz

Wenn sie von Krieg, speziell von Kinderkriegern, von Terror, von Grausamkeit hört, dann erschrickt die Frau, dann ist Trauer ihre Sprache und auf ihre Frage: „Wie kann ich meine Mitte wiederfinden?" sagt das Herz, „Lass uns gemeinsam trauern." Und wenn das Herz dies sagt, wird die Trauer leichter und lichter.

Wenn sie ihrem Herzen sagt, dass sie müde ist, dann schenkt ihr das Herz den Atem, einen sanften Atem, so als ob es sagen wollte: „Sei still, hör meiner Stille zu."

Stille umarmt nun die Frau:

Mein stilles Herz ist in der Mitte der Brust und hält die Hand meines Muskelherzens, des unermüdlichen. Das Muskelherz ist wunderbar stark, doch es ist manchmal ein Kind, ein ängstliches. Mein Muskelherz wünscht sich Frieden, es glaubt ihn zu brauchen, es bedarf des Friedens. Doch das stille Herz trägt alles. Das stille Herz weiß mehr. Das stille Herz ist überall, es ist in den Bäumen, am Gipfel der Berge, am Grund der Meere. Es ist still und voller Süße.

Die Frau stolpert immer wieder über ihren Verstand, sie braucht ihn ja auch in der Welt der Gegensätze, in der sie sich bewegt. Manchmal hört sie eine Sprache, die ihr fremd ist und sie begegnet einer Sicht, die ungewohnt ist.

Sie weiß auch, dass Denken sich verändert, dass Neues, Unfassbares sich entwickelt. Ein neuer Schritt und – alte Unruhe macht sich bemerkbar.

„Sei doch ruhig, sei einfach da," spricht das Herz, „du musst nichts tun."

Das Herz ist groß, stellt größere Zusammenhänge her, doch es sieht sehr wohl auch das Kleine, die Bedürftigkeit der Einzelnen. Alles bekommt seinen Platz, wenn die Sprache des Herzens wirken darf.

Von „Ich und Mein – zu – Wir und Unser."

Der Weg heißt Stille, der Weg heißt Lauschen. Und Staunen. Könnten wir doch hören, wie die Pflanze den Boden durchbricht. Das Geräusch des Wach-Werdens hören. Das Herz begleitet alles.

Ein Mann sagte zu der Frau: „Aha, du siehst alles aus der Sicht der Erlösung!" Es klang nach Reparatur und ein wenig herablassend. Sie schwieg verdutzt, doch das Herz sagte: „Ich verwahre mich dagegen, dass ich aus der Sicht der Erlösung spreche, ich sehe das aus der Akzeptanz des Lebens, so wie es ist. Für mich ist das, was du Erlösung nennst, Erkenntnis. Und manchmal ist das süß und manchmal schmeckt es bitter."

Die Liebe trägt.

Eines Tages sagte das Herz zu der Frau:

„Heute ist Stille, ich spreche nicht durch Worte, also sei wach, sei da. Ohne Worte werde ich mit dir reden, unhörbar für alle Ohren werde ich zu dir sprechen, nur deine Ohren hören die Worte, die ich sage, die ich laut in die Menge rufe."

So spricht das Herz durch Rumi, dessen Sprache die Sprache der Tiefe ist, die Sprache des Entzückens, die Sprache der Rosen, die Sprache der leidenschaftlichen Liebe.

Eines anderen Tages:

„Mein Herz, ich frage dich, was erkenne ich? Nichts aber auch gar nichts erkenne ich."

Das Herz antwortet:

„Du erkennst immer, selbst im tiefsten Schlaf, du bist Erkenntnis."

„So lass meine Erkenntnis sich ausweiten, ich bin doch voller Sehnsucht."

„Spür hin," meint das Herz, „ist es Sehnsucht, ist es Gier, ist es Ungeduld?"

„Heute bist du streng, Meisterin."

„Ich bin dein Herz. Ich könnte auch die Gier begleiten auf ihrem Weg zum Licht, dann könntest du den Glanz sehen. Du bist Offenheit," sagt das Herz.

„Ja, wie eine riesige Vase, die immerzu wartet, wartet auf Er - Füllung und

Er - Kenntnis."

Sagt das Herz: „Du bist gefüllt, namenlos."

„Doch wie soll ich es ausdrücken, wenn ich es nicht fassen kann, weil ich den Namen nicht kenne."

Da erzählt das Herz von einem Mann namens Maneri, der im 14 Jh. an einen Freund folgenden Brief schrieb:

„Wenn du an eine Tür klopfst, musst Du Staub werden und von allen Ansprüchen lassen. Wenn du dir 1000 Königskronen aufs Haupt setzt, was machst du mit deinem Bettlergesicht und der Farbe der Hilflosigkeit, die dem Staube eigen ist?"

„Ja," sagt die Frau ein wenig zerknirscht, „das ist die Sprache der Demut," und es fiel ihr eine Bemerkung eines Top- Managers ein: „Wenn die Liebe die Urkraft des Kosmos ist, dann ist die Liebe auch die Urkraft der Wirtschaft, da die Wirtschaft ein Teil des Ganzen ist. Und - welche Konsequenzen kann das haben?"

Und die Frau denkt an das Bettlergesicht unserer so reichen Gesellschaft und sie hofft, dass es mehr Menschen gäbe, die der Liebe in einem so großen Bereich unseres Lebens Aufmerksamkeit schenken.

Nun meldet sich aber eine ganz andere Stimme und verlangt nach Aufmerksamkeit und möchte auch ein wenig quer sein und sich auf das Zitat von Maneri beziehen. Es ist die Sprache des Narren.

„Ich kenne mich nicht aus," sagt er „wieso Staub werden, wieso? Soll ich alles lassen, ich bin doch im Leben, du sagst doch, das Herz hält alles, das kann dann doch meine Wünsche halten, meine Begehrlichkeiten."

„Viele sprechen die Sprache der Wissenschaft und der Wirtschaft ohne Verantwortung," meint die Frau, „da könnte Demut ausgleichen, sie sprechen von Vernunft und meinen damit Profit und Gier."

„Ja," meint der Narr, „du hältst still und bist auch vernünftig."

Das Herz lächelt und man kann bemerken, dass es den Narren mag.

„Übrigens, ich bin nicht vernünftig," sagt die Frau, „leider, vielleicht."

Und sie wendet sich an das Herz:

„Weißt du, mein Herz, ich bin zwei oder mehrere. Eine davon ist ein wenig verrückt. Sie ist das Auge auf den Berggipfeln, sie säumt mit den Ohren die Ränder der Vulkane, sie greift mit tausenden Händen aus den Kratern, derweil die andere ihr Zeug macht, ganz einfach und ganz nüchtern, Tag für Tag. Alles gleichzeitig und häufig sind beide ohne ein Erinnern aneinander."

Das Herz: „Für mich ist das ein Ganzes und ich begleite dich. Die Welt der Liebe kennt die Zweiheit nicht. Wenn´s Worte gibt, du bist es, die noch spricht."

Der Narr dreht sich derweil im Kreis, das scheint ihm beim Verstehen zu helfen.

Die Sprache des Herzens schlüpft zwischen den Zeilen durch, blitzt zwischen Buchstaben auf, knüpft zwischen Menschen feinste Fäden. Zwischen dem Außen und dem Innen – Verbundenheit

Die Sprache des Herzens ist zwischen dir und mir, auch im Schweigen. Die Sprache des Herzens ist zwischen uns, Hier und Jetzt, in diesem Raum zwischen dir und mir.

Die Sprache des Herzens hat so viele Dialekte. Sie ist Schwingung, sie ist Gebet. Geliebter meines Herzens, dir wende ich mich zu.

Der Narr: „Servas Oida, allerliebstes Bäsle Häsle! Was ist denn damit, ist das etwa keine Sprache des Herzens?"

„Doch," sagt das Herz, „wenn du den Faden der Liebe mitschickst, ist dies ebenso wunderbar, wie wenn ein übermütiger Mozart ‚Allerliebstes Bäsle Häsle' schreibt, dies ist Musik, doch in ihrem tiefsten Wesen ist es Stille."

„Was ist denn ein Faden der Liebe," raunzt der Narr.

„Resonanz, Erreichen und Erreichbar-Sein und noch viel mehr, du Ekel", sagt die Frau.

Ja, die Sprache des Herzens hört sich unterschiedlich an, in der Wüste anders als in Salzburg, doch es ist eine Schwingung, ein wunderbares Klanggebilde, und das Herz erzählt uns folgendes, und auch wenn du es schon kennst, es ist doch immer wieder schön.

Der Pilot und der kleine Prinz waren unterwegs in der Wüste, auf der Suche nach einem Brunnen. Abends, als es dunkel war, sagte der Kleine Prinz: „Die Sterne sind schön, weil sie an eine Blume erinnern, die man nicht sieht. Die Wüste ist schön. Es macht die Wüste schön, dass sie irgendwo einen Brunnen birgt."

„Das hat ein Mann geschrieben," sagt das Herz. Die Frau schweigt und dankt.

Der Mann hat übrigens auch über eine Rose geschrieben, die Folgendes zum Kleinen Prinzen sagte, als er sie verließ. „Nimm den Glassturz weg, ich muss wohl zwei oder drei Raupen aushalten, wenn ich die Schmetterlinge kennen lernen will."

Nimm du die Schleier weg. Wach auf!

„Und, kann ich dann lieben?" fragt die Frau.

„Sieh da, du fragst nicht nach Erkenntnis."

„Ach, die Gier danach kommt doch davon, weil ich mich anhalten möchte. Das Erkennen sagt so deutlich: Jetzt bist du ein Stück gegangen, jetzt hast du etwas begriffen. Ich bin manchmal unsicher."

„Das ist mir recht, das ist mir recht," singt da der Narr, „ich mag es nicht, wenn du sicher bist, da wirst du vernünftig."

Kennst du das auch, dieses Spiel zwischen Sicherheit und Unsicherheit? Dieses dringende Bedürfnis nach Sicherheit, diese Angst vor der Unsicherheit.

„Zerbrich deine Sicherheit, zerbrich deine Maske," singt der Narr und dreht sich und dreht sich im Kreis. „Komm in den Kreis der Verrückten." Einer der ganz Großen Ibn Arabi wollte auch immer wieder verstehen.

„Wie kann ich Dich kennen, wenn Du der Innerlich Verborgene bist.

Der nicht bekannt ist.

Wie kann ich Dich nicht erkennen, wenn Du der äußerlich

Offenbare bist und Dich mir in jedem Ding zeigst?

Wie kann ich Deine Einheit erkennen,

Wenn ich in der Einzigartigkeit keine Existenz habe.

Wie kann ich Deine Einheit nicht erkennen,

Wenn Vereinigung das Geheimnis der Dienerschaft ist."

„Welchen Namen soll ich rufen," fragt die Frau das Herz.

„Wie rufst du, wenn du liebst?"

So ruft sie voller Zärtlichkeit, leise und wissend, dass sie gehört wird. Nicht mit der Stimme der Forderung, der Stimme des Wissens, was sie will, nein, sie ruft „Du". Ich und Selbst, unfassbar und untrennbar verbunden.

Eines Tages liest die Frau über Dschunaid[39] , einem Meister aus dem Orient. Er sagte schon mit 12 Jahren unaufhörlich: „Gott ist gegenwärtig bei mir, Gott blickt auf mich, Gott ist in mir."

Er hielt den Kopf gesenkt und wollte nicht essen und trinken, damit er nicht urinieren müsse.

Was für eine Hingabe, denkt die Frau. Und das Herz, das die Frau ja wirklich gut kennt, sagt: „Keine Angst, das Leben und die Liebe ist auch mit den spielenden Kindern."

Eines Nachts fragte sie das Herz: „Bist du die Seele?"

„Jetzt" sagte das Herz, „bin ich ihre Sprache, und ich bringe dir Ahnung und Duft."

Und bevor die Frau wieder im Schlaf versinkt, denkt sie:

„Ich fühle mich wie ein unendlich kleines Teilchen, ein Quantum, eingebettet ins unendlich Große."

Und sie ist von Vertrauen erfüllt.

Jahre davor war sie in der Wüste gewesen, und inmitten von Sand und Raum hatte sie sich ebenso geborgen gefühlt. Es braucht wohl die Erfahrung des ganz Großen, der Nähe zum Unendlichen, um wirklich zu vertrauen.

„Da könntest du richtig liegen," meint das Herz. „Vergiss es nicht."

Doch immer wieder vergisst sie.

„Nie, nie, nie werde ich die rechten Fragen stellen, nie werde ich wirklich ausschöpfen, was das Herz mir sagen will." Da fühlt sie ein kleines Zittern in der Mitte der Brust. „Was zitterst du?" fragt sie, da das Herz sagt: „Aber ich lache doch, meine Liebe, warum glaubst du denn, mich ausschöpfen zu müssen, ich bin doch unerschöpflich." Und weil es sie in ihrer Pein sah, sagte es ihr: „Komm lass uns anfangen zu lieben und die irdische Welt mit Goldstaub bestreuen. Komm, lass uns zum Frühling der Liebe werden, lass uns von Moschus und Amber atmen. Erde, Berg, Steppe, Garten, unser Leben. Lass uns alles umhüllen mit grünem Kleide, lass uns aufmachen unsere Seele, lass uns das von den Bäumen lernen.“

So lädt das Herz die Frau zur Freude ein.

Manchmal fühlt sich die Frau, als wäre sie ausgelöscht, der Verstand ist lahmgelegt und sie ist doch so an ihn gewöhnt. Und wie so oft findet das Herz die rechten Worte, ein Zitat von Lalla, 14. Jh.[40]:

Leise weine ich um meinen Verstand,

Der gefangen ist von der Illusion

Etwas zu besitzen

Verstand, du bist nicht, was du denkst.

Du tanzt über einer Fallgrube...

Die Sprache des Herzens kann sehr bestimmt sein, sehr klar und auch fordernd, besonders wenn sich die Frau etwas erhandeln will, zum Beispiel völlig überflüssige Anerkennung.

„Herz, sprich zu mir!“ Nichts. Keine Antwort. Sie hört Kinder rufen, sie hört einen Hund bellen, sie spürt kühlen Lufthauch. Dann das Herz: „Mit mir erhandelst du keinen Erfolg. Denk nicht darüber nach, was du falsch machst, und was du richtiger machen solltest. Mit mir wird kein Handel mit der Münze Wohlverhalten betrieben.“

Und wieder Stille!

Wie sehr wir uns doch immer gegen Regeln wehren und gegen das Sich-Wohl-Verhalten-Müssen. Und wenn sie uns genommen werden, sind wir verwirrt. „Das,“ sagt das Herz „ist meine bittere Liebespille.“

Ein gescheiter Mann mit einem großen Herzen hatte der einmal gesagt:

„Es gibt falsche Richtigkeiten und richtige Falschheiten.“ Das begreift sie.

„Ich gehe also meinen Weg, sagt sie, „ich fühle mich schwer, das ist keine leichte Aufgabe. Gehst du mit“?

„Ich bin dabei, sagt das Herz und zitiert den Beginn eines Gedichtes von Lalla:

„Angst ist das billigste Zimmer im Haus.

Ich sähe dich lieber besser untergebracht.

Ruh dich ein wenig aus heute Nacht.

Dann werden wir uns gemeinsam mit dem Freund unterhalten...“

Die Frau vertraut und ruht.

Eines Tages fragt die Frau: „Sag´ mir, was ist Wirklichkeit?“

„Dir wurden Sinne gegeben, ich spreche von der Form der äußeren Sinne. Über diese nimmst du auf und wahr. Dann sagst du grün, dann sagst du Lanzetten förmig, dann sagst du Storchenschnabel und hörst die Kirchenglocken, du streichelst ein Kind. Du brauchst sie, um zu unterscheiden. Du wärest im Namenlosen, wenn du nicht unterscheiden könntest. Du könntest der äußeren Übereinkunft nicht entsprechen. Tiefer jedoch bist du in einer anderen Verbindung. Die Kirchenglocken, der Duft, der Baum, die Vögel und du, ihr emulgiert. Ihr verschmelzt. Du bist ES, es ist DU, Innen – Außen – Verbundenheit. Wirklichkeit kommt aus der Verbundenheit des Offensichtlichen mit dem Verborgenen. Du kannst es ahnen und es kann sich in dir ausbreiten, selbst wenn dein Verstand zappelt. Wenn du ohne Widerstand annehmen kannst, wenn du die Abwehr dessen, was ist, deine beschränkte Sicht von richtig und falsch, begreifst, dann kommst du näher. Dann kommst du in die Unschuld, ins Staunen und begegnest der Wirklichkeit. Keine Bedingungen, kein erinnerter Kontext. Dann wirst du geboren in die Wirklichkeit."

Unschuld bin ich, Staunen bin ich

Und meine Sprache ist die Sprache der Nacht.

Unhörbar Wort für Wort.

Am Saum des Morgens

Werde ich geboren.

„Die Welt ist meine Heimat," sagt die Frau.

„Der Himmel, die Allerhöchste Realität ist meine Heimat," sagt das Herz.

„Wir sind verbunden," meint das Herz, „daher sind wir alles."

„Auch Gott, um den ich kreise, der, die, das Namenlose, das Unendliche, das Unbegreifliche, das Wirkende, die Ganzheit?"

„Alles in allem, auch in dir."

„Ach," sagt die Frau, „ich halte mich an die Blätter der Rose, die ineinander gefaltet sind, die so eng und zärtlich aneinander liegen in ungewusstem Wissen ums Erblühen."

„Ich lege den Duft darüber, die Bläue des Himmels, das strahlende Licht," so das Herz.

„Ich halte mich an die Tautropfen auf den Spinnennetzen, die im Sonnenlicht glitzern."

„Ich lege das Wissen um Verbundenheit darüber, das feine Netz der Verbundenheit."

Wieder einmal ist die Frau in der Wüste und kann spüren, wie das Herz sich weitet und alles andere an den Rand gerückt ist. Die Sprache ist Weite und die Frau denkt, wie muss das Herz doch leiden, wenn es wieder eng wird. Doch das Herz meint nur: „Lenk dich nicht ab mit Bedauern, ich gehe mit der Welle." Da begreift die Frau wieder ein Stück des großen JA.

Und das Herz hüpft mit den kleinen Vögeln auf den Kamelen herum und pickt die Sandflöhe aus deren Fell und seine Sprache ist Lebendigkeit.

Am frühen Morgen steht in der Wüste ein sehr voller Mond am Himmel und das Herz erinnert sich an die Anfangszeilen eines Gedichtes von Lalla:

Am Ende einer verrückten Vollmondnacht

Erhob sich die Liebe ...

Und zuhause in Wien liest sie die weiterführenden Zeilen:

Ich bin es, Lalla

Der Geliebte erwacht

Wir wurden DAS.

Und kristallblau ist der See.

Eines Tages sagt die Frau: „Ich danke dir für unser Gespräch. Dankbarkeit ist eine so gute Form der Liebe, so greifbar, so vollziehbar."

Die Stimme des Herzens ist für alle da. Niemandem gehört sie, doch sie verbindet uns mit tausenden und den abertausenden goldenen Spinnfäden der Liebe.

Der Sternenhimmel... aus Sicht der Nachdenklichen Hühner[41]

Ein Huhn mit Astronomiefimmel schlief während des Tages und blieb nachts wach, um am Himmel das Sternbild des Huhns zu suchen. Als es dieses endlich gefunden hatte, beobachtete es das Sternbild weiter, in der Hoffnung, es würde ein Ei legen.

Luigi Malerba

Empathie und das „Wissende Feld"

In Aufstellungen zeigt sich ein Phänomen, das wir mit unserem Denken bislang nicht wirklich fassen können. Es gibt Ansätze, die vom Wissenden Feld sprechen und es gibt Erklärungsmodelle, die aus der Quantentheorie kommen. Ich möchte dem, was wir AufstellerInnen als *Wissendes Feld* bezeichnen und zu dem es mehrere Hypothesen gibt, das Konzept Empathie und den Begriff der *„gemeinsamen Situation"* zur Seite stellen. Ich beziehe mich auch auf die umfangreichen Betrachtungen von Frank M. Staemmler und seine Erweiterungen des Empathie-Begriffes. In seinem Buch beschreibt Staemmler diese Erweiterung als eine Bewegung aus der zweckgebundenen Zuwendung einer Therapeutin zu ihren KlientInnen, um deren Erfahrungswelt mitvollziehen zu können, hin zur Erfahrung einer *gemeinsamen Situation.* Und das ist ein großer Unterschied. In Aufstellungen begegnen sowohl TherapeutInnen als auch KlientInnen dem Feld (bestenfalls) ohne Konzept. Die innere Haltung bezieht sich dabei auf das sich *„Einleiben"* in das Gemeinsame, in das *gemeinsame Feld.*

Aufstellungen sind ja, neben Präsenz und der körperlich erlebten Erfahrung des Vernetzt-Seins, auch eine Übung in Empathie. Die Übernahme von Fremderfahrung ist nicht mit Empathie gleichzusetzen und doch kann es als deren erweiterte Form betrachtet werden. Die Fähigkeit zur Fremderfahrung wird von Insa Sparrer und Matthias Varga von Kibéd als *„repräsentierende Wahrnehmung"* beschrieben.

In Martin Bubers Texten konnte ich Einiges über *„das Einfühlen"* erfahren, sowie über eine umfassende Wahrnehmung des *„grundsätzlich An-*

deren", wie Martin Buber es nannte. Hier zwei Beispiele:

Das Pferd

Der elfjährige Martin Buber verbrachte seine Sommerferien auf dem Gut seiner Großeltern und er beschreibt, wie er sich täglich in den Stall schlich, weil er große Zuneigung zu einem Apfelschimmel gefasst hatte und ihm den Nacken kraulen wollte.

„Das war für mich nicht ein beiläufiges Vergnügen, sondern eine große, zwar freundliche, doch auch tief erregende Begebenheit," erinnert sich Buber. „Wenn ich sie jetzt in der frisch gebliebenen Erinnerung deuten soll, muss ich sagen, was ich da erfuhr, war das Andere, die ungeheure Andersheit des Anderen, die aber nicht fremd blieb wie die von Ochs und Widder, die mich vielmehr ihr nahen, sie berühren ließ. Wenn ich über die mächtige, zuweilen, verwunderlich glatt gekämmte, zu anderem Male wilde Mähne strich und das Lebendige unter meiner Hand spürte, war es, als grenzte mir an die Haut das Element der Vitalität selber, etwas, das nicht ich, nicht Ich-vertraut war, eben handgreiflich das Andere war, nicht ein Anderes bloß, wirklich das Andere selber und mich doch heranließ, sich mir anvertraute, sich mit mir auf du und du stellte."

Und Buber schildert weiter, dass der Schimmel, auch wenn er diesem vorher kein Heu gegeben hatte, dennoch ganz sanft seinen Kopf hob, seine Ohren bewegte,- und - Zitat: „Er schnob ganz leise, wie ein Verschworener zu einem Mitverschworenen, ein nur diesem vernehmbar werden sollendes Signal und ich war bestätigt. Einmal aber – ich weiß nicht, was mich anwandelte, jedenfalls war es kindlich genug, fiel mir ein, was für einen Spaß es mir doch machte und ich spürte plötzlich meine Hand."

Danach war alles anders. Der Schimmel hob seinen Kopf nicht mehr, wenn Buber ihn kraulte.

Das mitteilende Schweigen

Zwei einander unbekannte Männer kommen irgendwo in der Welt nebeneinander zu sitzen, auf einer Bank, sie reden nicht miteinander, sie sehen einander nicht an, sie haben sich noch nicht einmal einander zugewandt. Keiner weiß etwas vom anderen, heute haben sie sich auf der Wanderschaft kennen gelernt. Keiner denkt im Augenblick an den anderen, und wir brauchen auch gar nicht zu wissen, woran sie denken. Der eine sitzt auf der gemeinsamen Bank so wie es immer seine Art ist: gelassen, allem gastfrei zugeneigt, was auch kommen mag, sein Wesen scheint zu sagen, es sei zu wenig, bereit zu sein, man müsse auch wirklich da sein. Der andere, seine Haltung verrät ihn nicht, er ist ein gehaltener, ein verhaltener Mann, aber wer um ihn weiß, weiß, dass ein Kindheitsbann auf ihm liegt, dass seine Verhaltenheit noch anderes als Haltung ist, dass dahinter das undurchdringliche „sich nicht mitteilen können“ lagert.

Und nun – stellen wir uns vor, dass dies eine der Stunden ist, die dies fertigbringen, die sieben Eisenbande um unser Herz aufzubrechen – löst sich unversehens der Bann.

Aber auch jetzt spricht der Mann kein Wort, rührt keinen Finger. Dennoch tut er etwas. Die Lösung hat sich ohne sein Tun an ihm ereignet, gleichviel woher; jetzt tut er dies, dass er seinen Rückhalt, über den nur er Macht hat, in sich aufhebt. Rückhaltlos strömt die Mitteilung aus ihm, und das Schweigen trägt sie zu seinem Nachbarn, dem sie ja doch zugedacht war und der sie wie alles echte Schicksal, das ihm begegnet, rückhaltlos aufnimmt. Er wird niemand, auch nicht sich selbst erzählen können, was er erfahren hat.

Was weiß er nun vom anderen? Es bedarf keines Wissens mehr. Denn wo Rückhaltlosigkeit, sei sie auch ohne Worte, zwischen Menschen gewaltet hat, ist das dialogische Wort sakramental geschehen.“

Im Text **Das Pferd** fällt mir auf, dass die Erfahrung des gedachten Eigenen, in diesem Falle ist es die Wahrnehmung der eigenen Hand und des denkenden Wahrnehmens des Spaßes, diese besondere Begegnung unterbricht.

Hingegen geschieht die Begegnung der beiden Männer im *Gemeinsamen Feld*, in Absichtslosigkeit und Präsenz. Ganz hingegeben dem Erspüren des Anderen. Die Begegnung beruht auf keinerlei Absicht. Der Eine will nicht „heilen", der Andere nicht „geheilt" werden. Gnade der Begegnung ohne Sprache im eigentlichen Sinn. Dieser zweite Text beschreibt ganz klar das, was als *Gemeinsames Feld* empfunden wird.

Buber beschreibt diese Begegnung wie Eins-Sein. Die Beschreibung lässt auch an eine Erfahrung der Grenze zur Konfluenz, zum Verfließen und auch an Identifikation denken. Doch es geht weit darüber hinaus. Im beschriebenen Erleben Martin Bubers ist das eigene Ureigenste mit dem Ureigensten des Anderen im *gemeinsamen Feld* durch Raum und Präsenz verbunden. In der Konfluenz, die wie ein Einnisten im Anderen ist, geht das Ureigenste, zumindest vorübergehend verloren. Buber hat den Begriff der Ur-Distanziertheit eingeführt und er beschrieb dies als die Voraussetzung für ein „In Beziehung-Treten."

Dieses Hineingezogen-Sein in Ohnmacht und Resignation wurde in der Ich - Wasser Aufstellung in Teil 1 von der **BG**-Beobachterin angesprochen. Sie fand es bemerkenswert, wie sie sich einerseits hineingesogen fühlte und andererseits den Beobachterstatus dennoch halten konnte. Genau diese Gratwanderung, diese Bewusstheit, ist als psychotherapeutisches Vorgehen, aber auch als menschliche Erfahrung sehr hilfreich.

Meines Erachtens kann das Feld der Aufstellungen seine volle Kraft dann entfalten, wenn seinem Wirken ausreichend Zeit gegeben wird. Dasselbe übrigens auch gilt für den Umgang im Allgemeinmenschlichen. Für Begleitende kann dies manchmal eine Herausforderung sein, denn der schönste Satz kann das unterbrechen, was in der Tiefe eben entstehen möchte.

Lange war der Begriff Empathie entkörperlicht, so wie ja auch Therapieformen erst seit geraumer Zeit der Körpererkenntnis viel mehr Raum geben. Leibliche Wahrnehmung ist in der Aufstellungsarbeit ein Schlüssel, der die Dynamik innerhalb eines Systems sichtbar und begreifbar werden lässt.

Ich möchte darauf hinweisen, dass ich in meiner Arbeit als Leiterin immer wieder zu einem Verschmelzen, zu einer Identifikation mit den Elementen einlade. Das ist ein bewusster Akt. In diesem Akt werden die TeilnehmerInnen sich selbst und des Anderen und der Elemente gewahr, die in ihrer Eigentlichkeit meist nicht mehr wahrgenommen werden. Meine Meditationen und geleiteten Imaginationen sind eine Einladung zur Wachheit und, es sei nochmals gesagt, zur Verantwortlichkeit sich selbst und Anderen gegenüber. Es ist Erinnerung daran, dass wir eins sind und doch unterschiedlich.

Heilen und Helfen... aus der Sicht Nachdenklicher Hühner[42]

Als der Hahn einen Schnupfen hatte, wetteiferten sämtliche Hühner des Hofs um seine Pflege. Einige fanden einen solchen Gefallen daran, dass sie ihm, kaum war er geheilt, ein Bein stellten und ihn ins Wasser plumpsen ließen, damit er sich von neuem einen Schnupfen hole. Stattdessen holte er sich eine Lungenentzündung und verschied.

Luigi Malerba

Wollen und Wünschen

Die Flut von Anleitungen, wie man jedwedes Ziel im Leben erreichen kann, bewegt mich eine eher nüchterne Betrachtung dieses Themas und die verschiedenen Aspekte aufzuzeigen. Diese Anleitungen stellen sich zum Teil sehr simpel dar und zum anderen sehr spannend, weil auch Erkenntnisse der Gehirnforschung und Zusammenhänge mit der Quantenphysik postuliert werden. Der Möglichkeitsraum des Universums, der neue Quantengott, legt nahe, uns in Richtung unsrer Wünsche zu bewegen. Doch welcher Art sind unsere Wünsche, und welche geheimen Kräfte halten uns immer wieder ab, uns so zu verwirklichen, wie wir es erträumen?

Lange Zeit haben sich therapeutische Ausrichtungen nicht explizit damit befasst. Das Thema Wille und Macht hat einen dunklen Beigeschmack, allein schon durch Machtmissbrauch, der sich auf unendlich vielen Ebenen durch die Geschichte zieht. Allerdings hat dieses Thema Philosophen wie Nietzsche, Schopenhauer, Kant, Spinoza, Heidegger bewegt und sie haben deterministische und voluntaristische Sichtweisen aufgezeigt.

Bei Freud und Adler wird man zu diesem Thema nicht ausreichend fündig. Beide betrachteten den Willen als abgeleitete Funktion und entzogen ihm auf diese Weise Bedeutung. Freud betrachtete ihn als sublimiertes sexuelles Bestreben und beschrieb ihn als unfreie Macht, entwickelte jedoch am Ende seines Lebens eine andere Sicht.

Adler sah ihn als Kompensationsmechanismus der Unterlegenheitsgefühle des kindlichen Wesens. In Wien lebte auch Otto Rank, Zeitgenosse und Freund von Freud, er postulierte einen a priori Willen und wurde dafür keineswegs gewürdigt. Auch spirituelle Betrachtungen beschreiben diese prioritäre Position des Willens.

Im Sufismus, der mystischen Richtung des Islam, gibt es innerhalb der „Göttlichen Namen" die sogenannten Mutternamen, die auf die zentrale und anfängliche Bedeutung des Willens in Zusammenhang mit Erkenntnis und Leben hinweisen:

HAYY – Leben; ALIM - Wissen, Erkennen; MURID – Wille; QADIR – Kraft.

Daran schließen sich

SAMI` - Hören; BASIR – Sehen; QA`IL – Sprechen.

So gesehen stehen dem Leben Erkennen und Wollen zur Seite. Also erhebt sich die Frage, wie erkennen wir, wie öffnen wir uns der Erkenntnis und was wollen wir, welcher Art ist unser Wollen. Wenn wir der Erkenntnis unsere Reverenz erweisen mit dem uralten Appell: *„Mensch erkenne dich selbst, so und nur so wirst du wirklich Mensch"*, so weist dies auf die uns innewohnende Absicht der Bewusstseinsentwicklung hin. Eine unabweisbare Notwendigkeit, wenn wir als Spezies überleben wollen. Es kann nicht übersehen werden, dass die Betrachtung des Willens, des Wünschens, bzw. der Blockierungen in diesem Bereich eine reiche Quelle der Erkenntnis sind.

Otto Rank hat drei interessante Entwicklungsphasen des Willens beschrieben: Den Gegenwillen – in Opposition zum Willen eines anderen, den Positiven Willen – zu wollen, was notwendend ist, und den Kreativen Willen - zu wollen, was man braucht. Sein therapeutischer Ansatz war, Wollen zu lernen, ohne dabei von Schuldgefühlen geplagt zu sein.

Mit der dritten Form des Willens, die er beschrieben hat, beschäftigen wir uns auf der personalen Ebene des Willens. Dafür benutze ich den Begriff: Der gestaltende Wille der individuellen, bewussten Ebene.

Der amerikanische Psychoanalytiker Leslie H. Farber[43] unterschied eine unbewusste und eine bewusste Form. Die unbewusste Komponente ist für ihn die wesentlichere Beobachtung und von großer Bedeutung, denn oft bemerken wir den Willen erst im Nachhinein, er wird also nicht während der Handlung erfahren. Häufig erleben Menschen die Erfahrung, etwas ins Leben bringen zu müssen, wie einen Ruf. Kein Ausweichen ist möglich. Die Frage, wohin dieser Ruf führt, welche Konsequenzen er hat, wird nur am Rande vorausgedacht. Manchmal wird er als transpersonal bezeichnet.

Er kann aus dem Unbewussten kommen und sich als unmittelbar triebhaftes Verlangen zeigen. In der Psychotherapie wird letzteres als neurotische Verzerrung beschrieben. Man kann auch vom Schatten sprechen, sich ihm zuwenden und ihn kennenlernen, um seine Tiefe auszuloten. Dies kann der erste Schritt einer Er-Lösung sein, um aus der Schuld-Angst-Willensverschränkung heraus zu treten. So können wir nicht-wertend die Kraft des Schattens erkennen und die Qualität seiner Tiefe nutzen. Dies bringt uns sowohl Selbsterkenntnis als auch in die Gestaltung.

Eine weitere Komponente des Schattens ist der „Goldene Schatten", er wird erfahren, wenn wir die Kostbarkeit nur bei anderen wahrnehmen und eigene Möglichkeiten nicht zum Ausdruck bringen. Wenn wir uns in dieser Weise selbst verleugnen, bewegen wir uns sowohl unter der eigenen Flughöhe, als auch fern unserer Selbst-Gestaltungsmöglichkeiten.

Rollo May, ein amerikanischer Psychoanalytiker, erinnert daran, dass der

Wunsch ein Eingeständnis ist, wie wir die Zukunft erleben wollen.

„Er sagt uns, dass der Wunsch dem Willen vorausgeht und dass der Wille dem Wunsch die Wärme verdankt. Dem Willen jedoch verdankt der Wunsch die Reife, die Gestaltung."

Um in die Gestaltung zu kommen, braucht der Wunsch als Antrieb die Emotionen. Und darüber hinaus das, was unser Herz bewegt, was der Sinn hinter unseren Bedürfnissen ist. Dann entsteht Gewissheit.

Am Anfang des Lebens steht ein Ja zum Leben, wir sind da. Dann entwickelt der Wille ein Nein, und je nachdem, wie dies von den Eltern interpretiert und gelebt wird, kann das Kind nun, um in den Wonnezustand der Verschmelzung zurück zu kommen, auf seine Autonomie verzichten oder auf eigene Erfahrung vertrauen.

Denn Vertrauen ist nötig, um die eigene Individualität zu entwickeln und eigene Erfahrungen zu ermöglichen. Dies ist Lernen in seinem besten Sinn, doch genau so lernen wir auch, uns anzupassen. Und auch dies ist ein notwendiger Schritt, nur führt er leicht in Verzagtheit, Bequemlichkeit und Resignation.

Ich erinnere die Geschichte einer Klientin, die mich aufsuchte, um eine schwere Erkrankung zu bearbeiten. Unser Zugang war die Kunsttherapie. Sie zeichnete ein kleines Äffchen, das von einem Krokodil gebissen wurde und nun nie mehr ans Wasser konnte. Denn dort könnte noch immer das Krokodil lauern. Wenn man es deuten möchte, dann kann man auch vom Wasser des Lebens sprechen, zu dem es keinen Zugang gibt. In diesem Fall musste das Krokodil erweckt werden bzw. langsam rückerobert werden. Sie brauchte den Biss, um Eigenes entstehen zu lassen. Die Zeichnung war ein sehr eindrucksvolles Bild blockierter Gestaltungskraft.

Im Übrigen ist hier anzumerken, dass gerade multimediale Kunsttherapie, eine Therapieform, die die unterschiedlichen Medien wie Malen, Musik, Tanz, Literatur miteinbezieht, sehr geeignet ist, sich dem unbewussten Bereich der Willensbildung zuzuwenden.

Also muss Wille ins Spiel kommen, um die Symbiose zu überschreiten und Erfahrungen mit anderen Menschen und der Welt zu ermöglichen, um Eigenständigkeit, Freiheit im reifen Sinne und konsequente Verantwortlichkeit zu ermöglichen.

Auch manche der spirituellen Lehrer sind der Auffassung, dass die Unterdrückung der Individualität, die ja durch das Wollen geformt wird, zu einem Zustand der Auflösung, in die Indifferenz führen würde. Wir kommen über die Entwicklung des personalen Teils des Willens und über die transpersonale Ausrichtung in einen Zustand, der die Annäherung an den universalen Willen darstellt. Das heißt nicht, dass wir uns als Person aufgeben müssen, denn unsere Individualität ist der Brennpunkt, über den die Universalität zum Tragen kommt.

Phantasie, Imagination und Visionen sind Wurzeln der Intentionalität. So geben wir unserem Wollen Schubkraft und bewegen unsere Wünsche und unser Wollen in die Tiefe. Phantasie hat hier die Bedeutung von: Ich bin fähig, mir etwas vorzustellen, ein Vorweggenommenes sichtbar zu machen.

In der Betrachtung des Wollens hat auch das Dämonische des Willens seinen Platz. Dazu ein Zitat von William Butler Yeats[44]:

„...in meinem Herzen führen Dämonen und Götter einen ewigen Kampf...“,

und er schreibt:

„... jener andere Wille, jener blendende, unvorhergesehene, beflügelte Wanderer, (..). aus unsrem Sein, aber wie Feuer und Wasser ...“

Rilke sagt in einem seiner Texte: *„Wenn mich meine Teufel verlassen, dann fürchte ich, werden auch meine Engel die Flucht ergreifen.“*

Das Dämonische kann wie ein Genius, so nannten ihn die Römer, verstanden werden. Es ist der Drang eines Menschen, sich zu behaupten, sich zu leben, sich zu verewigen und zu vermehren. Wenn der Daimon von uns Besitz ergreift, dann kann es zu unvorstellbaren Grausamkeiten kommen, siehe Zeitgeschichte, doch auch zu genialen Erkenntnissen und zu bedeutender Entwicklung im evolutionären Geschehen.

Die Entwicklung latenter Fähigkeiten und anderer Aspekte der eigenen Essenz führen zum „sich lebendig fühlen“ und sind Momente des tiefen Glücks. Mit sich in Kontakt sein, mit anderen Beziehungen aufnehmen, seien es Menschen, Bücher, Bilder oder Natur sind Bedingungen der Intentionalität.

C.G. Jung beschreibt in seinen Schriften den Archetyp des goldenen Kindes, das für ihn einen spontanen schöpferischen Impuls aus dem Unbewussten darstellt. Den Impulsen vertrauen, tatsächlich vertrauen? Führen Sie in die Freiheit oder in vermehrte Abhängigkeit?

Den Vollzug menschlichen Wollens in Verbindung mit Hingabe beschreibt der ungarische Psychologe Mihaly Csikszentmihalyi, University of Chicago, als „Flow“, ein Begriff, den er umfangreich in einem Buch erörtert.

Hingabe ist aus dem Bereich des Wollens nicht auszuklammern, wenngleich der Begriff der Hingabe kaum eingeführt wird. Mag sein, dass dieser Begriff ein Zuviel an Pathos, an religiösen Inhalten zeigt. Und doch ist er nicht ersetzbar. Flow ist eine wunderbare Beschreibung der Art des Tuns, doch Hingabe ist der innere Kern, das seelische Korrelat, mit dem Willen und Liebe zusammengeführt werden. Für viele Menschen sind Liebe und Wille, bzw. Intention unvereinbar. Ein „Entweder – Oder“ ist scheinbar unvermeidbar. Ich kann mich nicht zwingen zu lieben, doch ich kann mich der Liebe öffnen, denn: „Lieber lieb ich als hass ich.“ Und wir können uns mit Liebe einer guten Absicht öffnen und das, was dann daraus entsteht, danken wir der Gnade.

Dies führt zu den Betrachtungen von Roberto Assagioli[45], einem Schüler von Freud. Er befasste sich mit dem Willen in der Weise, dass er eine personale und eine transpersonale Komponente postulierte und diese sehr genau beschrieb. Er benennt den starken, den geschickten, den guten Willen, und beschreibt darüber hinaus den transpersonalen und universellen Willen.

Der Übergang vom Personalen zum Transpersonalen ist ein Prozess, der bewusst erlebt werden kann, weil er einer Ausrichtung entspricht, doch er ist in keiner Weise erzwingbar, ganz im Gegenteil, es bedeutet loslassen und sich dem Leben überlassen. So wie es ist. – Jenseits von Angst und Verlangen.

Dieser Transfer begleitet in den Glauben an Wunder, oder besser ausgedrückt, in das Erkennen der Wunder, denn diese geschehen ständig. Wir sind manchmal bereit, über den Tellerrand einschränkender gedanklicher Konzepte und deren fühlende Entsprechung hinauszublicken, dann sehen wir sie und können sie staunend als Wunder erfassen, auch wenn wir nicht immer Umfang und Bedeutung erkennen. Wunder auszuklammern ist ein Vergehen an unsrem Menschsein und kommt aus der Herzensenge der Angst und dem Mangel.

R. Assagioli beschreibt die Stadien des personalen Willens, wie folgt: (ich zitiere ihn und füge kursiv geschriebene Anmerkungen dazu)

Die Stadien des Willens (in Anlehnung an R. Assagioli)

- **Der Zweck, das Ziel,** das sich auf Wertigkeit, Bedeutung und Absicht gründet. Bewusstmachen durch Malen, Zeichnen, passiv-reflexive Meditation, Schreiben.

Wahl von Bildern und anschließende Reflexion.

Aufstellungen, Bedeutung der Werte und des Sinnes erkennen. Absichtsklärung, tiefere Bedeutung des Wunsches erforschen.

Ich-Selbst-Aufstellungen.

Wollen ist nicht nur Aktion, manchmal ist es sehr ruhig und gelassen und hat mehr mit einer meditationsnahen Haltung zu tun.

- **Die Erwägung oder Beratschlagung:** Reflektierende-meditative Form. Brainstorming, kreative Bewusstsein fördernde Methoden, Sichtung des Potentials ohne Einschränkungen.

Auch hier sind kreative Medien angebracht. Züricher Ressourcenmodell, der Ideenkorb.

- **Die Wahl oder Entscheidung**. Ja, Nein oder Beides? In dieser Phase wird der Wille durch Gefühle und Emotionen sehr aktiv. Das autonome Ich ist angesprochen. Der Zeitpunkt der Verantwortung.

Sowohl das Eine als auch das Andere, übersehene Gemeinsamkeiten. Weder das Eine noch das Andere. Anregung zum Weiterdenken! Aufstellungen, die dem Abwägen und der Entscheidung dienen, z.B. Tetralemma.

- **Die Wahl bekräftigen, bedeutet in die Gewissheit zu kommen** durch: Affirmationen, Bilder, Körperhaltungen, Wörter der Kraft.

„Worte haben ihren Zauber" (Freud),ein Beispiel: Mut ist eine Qualität und lässt sich als Wort der Kraft verwenden. Worte der Kraft sind besonders wirksam, wenn sie ebenso wie Bilder mit einer vorhergehenden Entspannungs-Atmungsübung verbunden sind, die Körper und Sinne miteinbezieht. Ankern von Erfahrungen aus z.B. den Aufstellungen

„Der Wille ist die Kraft, zu bestätigen oder zu verneinen." (Spinoza)

Bewusst durch die Schritte der Handlung gehen, Werkzeuge, Instrumentarien, Materialien.

„Die Würfel sind geworfen worden", der Rubikon ist überschritten.

- Die Leitung der Durchführung:

Leitung aus der Metaposition, aus dem „Ich", Wahl der Modalität, der geeigneten Inneren Anteile.

Zusammenfassung in Stichworten:

Art und Ausdruck des Wollens: Stark – geschickt – gut (miteinbeziehend, mit guter Absicht) sind Beschreibungen des Wollens auf der personalen Ebene.

Auf der Transpersonalen Ebene: Hingabe und Flow in Verbindung mit Fähigkeiten der autonomen Persönlichkeit.

Der Universelle Wille geht über Egozentrismus, Ethnozentrismus hinaus und entspricht einer hoch entwickelten Form, die Liebe und Wille zu einem verbinden. Eine der Vorbedingungen heißt: „Erkenne dich selbst."

Zweck und Ziel... aus Sicht der Nachdenklichen Hühner[46]

Die Gänse taten sich vor den Hühnern groß, weil ihre Vorfahren durch ihren Alarm auf dem Kapitol Rom gerettet hatten, als die gallischen Hähne versuchten, in die Stadt einzudringen. Ein Huhn entgegnete, wenn es anstelle der Gänse Hühner gewesen wären, die hätten die Hähne vielleicht hereingelassen, und das eroberte Rom wäre ein großer Hühnerhof geworden.

Luigi Malerba

Liebe – Gewissheit und Ahnung

Der Raum zwischen Element Luft und Element Äther ist der Liebe zugeschrieben und führt vom Leben zum Tod und zurück ins Leben. Und so lasse ich meine Gedanken um die Liebe kreisen.

Liebe ist in ihrem vollen Umfang mit Worten nicht zu fassen, es kommt kein Wort an dieses große Geheimnis heran, man kann sich ihr nur bedächtig nähern und um sie kreisen.

Ich glaube an die Liebe, deshalb stelle ich im Titel die Gewissheit vor die Ahnung. Liebe ist Trost und Sinn, ist Dankbarkeit und Leben und Schönheit bei aller Grausamkeit und Dumpfheit.

Die Liebe ist ein Baum, an den ich mich lehne, ein Apfel, den ich esse, ein Blick aus gütigen und wachen Augen, das Leuchten der Schönheit und die unendliche und unfassbare Intelligenz, die wir sind. Als die, die wir geschöpft wurden und uns auch immer wieder neu schöpfen. Die Liebe zündet den Funken in uns, der uns zunächst die Ahnung schenkt, der uns ihr folgen lässt. Dieser Funke lässt uns die Ahnung tragen, mit allen Zweifeln, die in ihr enthalten sind.

Ich zeichne hier sehr bewusst ein Bild von Güte, Schönheit und Menschlichkeit in ihrem besten Sinne. Sich so ***vorrangig**, wie wir es gewohnt waren,* den Verschattungen zuzuwenden, die uns schmerzlich treffen und getroffen haben, das macht nun keinen Sinn mehr. Ich glaube, dass es an der Zeit ist, das Gute im Blick zu haben, an die Liebe zu glauben, denn sonst verlieren wir unsre Kraft und Würde. Ich weiß wie Blumen duften, wie reife Früchte schmecken, und ich weiß, welch kostbare Geschenke sie sind.

Ich habe mich oft auch den dunkleren Seiten zugewendet, und mir Liebe dann als Mitgefühl erklärt. Zuwendung – als Möglichkeit zur Hilfestellung verstanden. Das ist noch immer so, doch es geht weit darüber hinaus. Wenn ich von der Liebe als Gewissheit spreche, so weiß ich, dass es sie gibt, doch ich erfasse sie ganz gewiss nicht in ihrem vollen Umfang.

Ich komme aus einer Zeit, da wurde zerstört, aufgebaut und dann revoltiert. Aufbruch und Revolte waren das was sie waren, doch nun zeigt sich eine andere Zeitqualität, im Persönlichen und darüber hinaus, im Kollektiven.

Die Liebe zu ergründen beschäftigt mich seit jeher.

Der Drehpunkt jedoch ergab sich, als die Gewissheit aufgetaucht ist und ich sie begriff. Zu allererst habe ich der Ahnung Raum gegeben und die Gewissheit mit schmalen Augen vorsichtig angesehen, doch nun gebe ich den Widerstand auf und gebe mich hin. Ich wusste es schon immer, doch wieder und wieder bin ich meinen Zweifeln treu geblieben. Ich wollte ergründen, jedoch das große DU ist unergründlich.

Die Ahnung ist wie ein Duft, der leise zittert, der nicht vor Angst bebt, sondern aus dem Herzen des Lebens bewegen will. Die Liebe bleibt was sie ist, doch wir sind es, die ihr Namen geben und Bedeutung und dies in ständigem Wandel.

Im Jänner 1968 verbrannte sich ein junger Mann in Prag am Wenzelsplatz, er tat dies als Zeichen gegen die brutale Niederschlagung des Prager Frühlings. Er hieß Jan, ich habe ihn nicht vergessen und seltsam genug hat er in mir Liebe ausgelöst. Da wohnte in all der Verzweiflung die Liebe.

Das soll nicht um sich greifen, denn das Leben ist es wert gelebt zu werden und es soll kein Modus Operandi sein, um etwas zu erreichen. Doch in der ganz großen Liebe hat alles seinen Platz. Doch so sicher wie die Liebe, ist es, dass wir verbunden sind. Genau darum ist Gewissheit jetzt so nötig, damit sich das, was heilsam ist, verbreiten kann.

Die Ahnung ist ein Wort das schwingt und dennoch trägt, wenn wir bereit sind dem zu folgen. Es ist als zeichnete sie Spuren in den Sand, die dann verwehen.

Die Gewissheit der Liebe ist ein Gedicht, das einer schrieb, der sich sonst nicht anders sich zu helfen wusste, bei all der Fülle, die in ihm war. Die Liebe ist die warme Hand, die sich freundlich auf deine legt, wenn du den Trost brauchst und die Nähe. Und das ist ganz gewiss. Die Liebe ist ein warmer Frühlingstagtag in Harmonie. Mit allem rund um im Einverständnis und mit dir.

Was wäre, wenn Harmonie sich verbreiten würde? Können wir daran überhaupt noch glauben? Ist uns das noch vorstellbar in dieser Welt, die doch auch voller Angst und Gier ist? Es ist so schwer vorstellbar, dass wir es manchmal kaum zu denken wagen.

Und wenn Harmonie sich einstellen würde, wäre sie das Ergebnis von Einbezug, von Akzeptanz der Unterschiedlichkeit? Oder sehen wir Harmonie so, als wären wir in Langeweile den Tagen ausgeliefert? Wo wäre all der Streit, den wir doch immer suchen? Was wäre mit unserem Kampf gegen und für den Tod? Können wir an den Frieden glauben?

Unser Teil ist es daran zu glauben und diese Richtung einzuschlagen, so wie dies in einer schönen Geschichte vor langer Zeit drei Könige getan haben. Dem Stern folgen. Und das ist ganz gewiss. Gewissheit ist ein Zauberwort, versuch es doch es zu spüren, es zu kosten. In aller Unwägbarkeit ist dieses Wort die Ruhe selbst.

Was aber machen wir nun mit all der Unwägbarkeit, die es doch gibt? Es gibt sie jedenfalls, doch was wäre, wenn die Liebe sie umhüllen könnte. Was wäre, wenn wir Herz und Verstand verbinden, um mit ihr umgehen zu können.

" Wissen wird zur Last, wenn der Kopf es begreift, Wissen wird zur Hilfe, wenn das Herz es begreift," sagt Rumi.

Wie verbindet man den Kopf mit dem Herzen und das Herz mit dem Kopf? Durch Innehalten, durch Kontemplation, durch Wissen, was das Herz nährt. Jede und jeder hat einen eigenen Weg, eine Wegbegleitung ist das Spüren-Können.

Ein Wissenschaftler und Schriftsteller sagte einmal, weil ich Pessimist bin, halte ich mich an den Optimismus. Ich mache es so mit der Liebe. Es sieht so aus, als gäbe es nicht genug Liebe. Ich bin ganz sicher, dass sie es ist, die uns hilft, den eigenen Weg zu finden.

Und wenn wir ihn im Gestrüpp des Alltags verlieren, dann ist es die Klarheit, diese brillante Begleiterin der Liebe, die uns weiterhilft. Auf sie können wir vertrauen, weil sie uns schon so oft geholfen hat. Dann besinnen wir uns, halten inne und gehen ein Stück weiter. Es ist gewiss, der Weg kennt uns, auch wenn wir ihn verlieren.

Und wenn wir die Augen wirklich öffnen, so sehen wir die Schönheit und sie sieht uns an, sie blickt uns an mit leuchtenden Augen, vermittelt uns Formen, Farben und lädt uns zum Fühlen ein, sic lädt uns ein, uns aller unserer Sinne zu erinnern, auch den Sinn für das Atmosphärische zu öffnen, dieser seltsamen Schwingung, die uns so ganz besonders die Schönheit zu vermitteln weiß.

Die Schönheit lässt uns hören und wir hören Klänge, die uns entzücken und uns erfassen und uns in Klang und Rhythmus schwingen lassen. Es ist die Schönheit der Musik, die allen anderen auch gehört.

Doch das ist Schönheit, Freude blüht derweilen auch anderswo. In Zelten, in Krankenhäusern und in Armenvierteln, wenn da ein Freund kommt oder eine Freundin, zeigt auch ein zahnloses Lächeln die Freude. Wenn eine Frau, die freundlich die Hand auf eine heiße Stirne legt, dann blüht die Freude auf und auch die Dankbarkeit, wenn Kühle spürbar wird.

Wenn einem Hund, den kurz zuvor ein Tritt erreichte, ein Brocken Fleisch gegeben wird, so spürst du diese Freude rund um ihn. Wenn du den Pflanzen, die verdursten, Wasser gibst, so kannst du einen grünen Glanz um sie erkennen.

Ich bin nicht berauscht, ich sehe nur, ich fühle nur, ich spüre nur, ansonsten bin ich ziemlich nüchtern. Denn diese Nüchternheit hat uns die Liebe auch geschenkt. Die Nüchternheit, von weniger Glanz und Farbe. Sie weiß um drei mal drei und sagt: „Geh Schritt um Schritt," sie lädt uns zur Vernunft ein, doch halt, von welcher Art ist die Vernunft? Es ist gut, sich darauf zu besinnen.

Nüchternheit ist gut - in Maßen, doch ein Zuviel all der Vernunft, die oft aus großer Angst kommt und mit Angst erfüllen möchte, hält uns auf einer Ebene der Flachheit fest.

Und Stille, eine liebe Freundin, sie lässt uns lächeln und wir sind in ihr zuhause. Sie lässt uns lächeln und vertrauen und lädt uns ein, das Leben zu betrachten. Und zu leben, um auch Fehler zu machen, gegen die wir uns dann entscheiden dürfen, so wie es unserer Erkenntnis entspricht. Die Erkenntnis, die immer wieder neu entsteht. Wenn das nicht Liebe ist!

Nun möchte ich für einen kurzen Zeitraum in die Stille, ins Atmen einladen.

Du atmest und weitest dich und sinkst in dich hinein, um dir jetzt zu begegnen. Du kannst dir schroff begegnen oder sanft, du hast die Wahl. Und wenn du ganz bei dir gelandet bist, dann stelle dir die Frage:

Wie ist mein Weg der Liebe, wem gilt meine Liebe?

Es mag sein, dass es keine Worte gibt, doch irgendwo in dir wärmt dich etwas und du wirst weich und fließend.

Wenn ich vom Weg der Liebe spreche, dann streife ich an die Wurzel unserer ewigen Suche nach der Erlösung und dem Heil-Sein. Nach dem Ankommen. Nach dem Auf und Angenommen-Sein.

Vor langer Zeit habe ich in einer Aufstellung die Religion repräsentiert. Als diese war ich uralt und war nicht festgelegt auf Dogmen. Ich war die uralte Sehnsucht der Menschen, ich war der Schöpfungsgedanke, der in uns lebt, der Drang, der uns ins Unbenannte zieht und damit in Resonanz gehen lässt und der uns mit dem Ganzen Wesen antworten lässt.

Nicht immer antworten wir mit dem Ganzen Wesen, wir sind ja auch Stümper. Doch eine Erfahrung ist eine Erfahrung, ist eine Erfahrung und verschwindet nicht mehr ganz in den Bereich des Nicht - Gewussten. Wenn wir dem Weg des Herzens vertrauen, dann zeigt er sich auch und oft nach einer Zeit des Dämmerns, kommen uns Geschenke zu. So geschah es mir in der Wüste. Es war Erfahrung von Geborgenheit und dem daraus aufblühenden Vertrauen, das ich zuvor so nicht gespürt hatte.

Ein anderes Geschenk war Respekt und Liebe zu einem Menschen, der von einem Skorpion gebissen wurde. Die Art und die Weise den Schmerz zu halten und auch wieder zu lassen, zeigte mir den Umfang der Größe von Menschen, wenn sie ausreichend Vertrauen aufbringen. Und ich konnte sehen, dass diese Frau den Schmerz mit ihrem ganzen fühlenden Denken, mit ihrem ganzen Wesen annahm, durchging, ihn zähmte und ihn wieder gehen ließ.

Eines der Geschenke war die Einsamkeit. Ich war nicht alleine, doch die

Einsamkeit wurde so noch deutlicher. Das war keine Einsamkeit des Abgeschnittenseins, es war eine sozusagen geräumige Einsamkeit. – Raum ohne Anhaftung. – Und es war gut und sehr wirklich. Ich war auf Grund gestoßen. Und dieser Grund bringt Sicherheit und das ist ganz gewiss und es ist keine Ahnung.

Aus dieser so besonderen Einsamkeit heraus verbunden zu sein, sich zu verbinden, wissentlich und beides anzunehmen: die Einsamkeit und die Verbundenheit. So können wir die Polaritäten überschreiten.

Wenn wir uns der Liebe zuwenden, dann auch dem Leben, der Schönheit und dem Tod.

Was uns von der Liebe abhält, das hält uns auch ab, das Leben voll anzunehmen. Heißt voll annehmen, sich nur und ausschließlich dem Glück oder besser gesagt der Lust zuzuwenden?

Nein, das glaube ich nicht.

Platon hat uns ein Bild der Seele geschenkt, wie sie sich zeigt, wenn wir uns nur dem sogenannten Glück und der Lust zuwenden, dem Lustglück. Das ich sicher nicht ganz verbannen möchte. Er zeichnete ein Bild des Meeresgottes Glaukon, der zu lange unter Wasser blieb und als er auftauchte von Muscheln, Algen und Steinen übersäht war. Das Göttliche war nicht mehr zu erkennen.

Die Sufis haben ein freundliches, liebevolles Bild, es ist ein Bild der verschleierten Seele, die das Licht nur wenig sichtbar werden lässt. So wie ich es verstehe, gleicht es einem Schrumpfungsprozess der Seele oder dem Ersticken hinter einem allzu dichten Schleier, einem Filzvorhang vielleicht. Schleier lassen sich leichter durchtrennen und sie fallen auch leicht wieder zu.

Und wieder heben wir die Hand und öffnen Schleier auf Schleier. Und es ist der Schöpfungsgedanke, der dahintersteht, der Weg der Liebe. Es sind die Güte und die Kraft und der Mut des Herzens.

Doch Platons Bild hat seine Gültigkeit, denn das Abreißen von Muscheln gleicht ja oft dem Schmerz, wenn wir uns von altgewohnten Mustern trennen.

Doch was sehen wir wirklich als Gegenteil der Liebe an, als Hindernis, den eigenen Weg zu gehen? In den verschiedensten Richtungen der Literatur wird Angst als das Gegenteil beschrieben.

Die universelle Liebe jedoch hat keinen Gegenpol. Sie umfasst alles, sie gibt allem Raum. Und das ist der wesentliche Punkt. Doch wenn wir von dieser ganz großen Ebene aus auf unsere polare Welt schauen, dann gibt es natürlich die Angst und so zeigt sich uns ja auch der Tod.

Wir können ihn wegdrücken, ihm den Rücken zuwenden und uns heimlich und unheimlich fürchten und wir können eine andere Entscheidung treffen. Wir können uns mit unserer Angst umdrehen, um durch die Angst durch zu wandern und dann sehen wir vielleicht, dass auch dort und zwar erst recht dort, die Liebe ist.

Wir können näher gehen und ihm unsere Furcht anbieten und es mag sein, er nimmt sie an. Und dann drehen wir uns um und wenden uns, mit ihm im Rücken wieder dem Leben zu, ihn spürend und um ihn wissend. Dann sehen wir die Kostbarkeit des Lebens, den Schmerz, das Unheil und die Tragfähigkeit der Menschen, die Schönheit, die Güte, die Unterschiedlichkeiten.

Vor Kurzem fragte mich eine Freundin, wie ich mir das vorstelle in der praktischen Umsetzung. Eine gute Frage. Doch es gibt kein Rezept und wenn, dann heißt es sich dem Kontrollverlust zu stellen, das braucht Mut und Kraft. Auch wenn wir die Gewissheit haben, dass wir sterben, wir wissen nicht wann und nicht wie.

Wenn wir überlegen, ob einer der Wege zur großen Liebe über die Akzeptanz des Todes führt, dann überkommt einen wahrscheinlich kurz ein Schauder und doch sollten wir diese Möglichkeit ins Auge fassen. Und noch einmal, das braucht Mut und Herzenskraft.

Wir halten uns an den Gedanken des Todes im Leben, dem Loslassen von Überholtem, von Destruktivem, dem Loslassen im Schlaf, dem Loslassen beim Sex. Und das tröstet und gibt uns unzählige Möglichkeiten.

Das haben wir alle gerne, die vollen Hände. Und das hat seinen Platz.

Wenn wir jedoch vom Ent-Werden reden, dann sollten unsere Hände leer sein.

Das Vertrauen in die Kraft, den eigenen Weg zu gehen, kommt immer wieder und immer wieder schlägt es in Mattigkeit um und dann wieder ist die Lebenskraft da und wir sind dankbar.

Einer der Wege geht über die Ekstase. Und welches Beispiel wäre besser als das Drehen der Derwische, das Himmel und Erde verbindet und den großen Kreis beschreibt. Wer die Kraft des Tanzes kennt, der lebt in Gott. Sagt Rumi.

Auch Jesus lud zum Tanz ein, doch diese Botschaft kommt aus den apokryphen Evangelien und ist nicht belegt. Er lud ein mit den Worten:

Ich bin dir Licht, der du mich erblickst,

Ich bin dir Spiegel, der du mich erblickst,

Ich bin dir Tor, der du anklopfst,

Ich bin dir Weg, der du ihn gehst.

Und viele andere tanzten auch.

Seit der Urzeit tanzten viele andere auch und bemalt mit Pflanzenfarben beschworen sie die Große Wirklichkeit, die immer andere Namen trägt, sie doch zu schützen und sie zu bergen.

Doch nicht nur im Tanz war Ekstase, nein, auch im Tun. Da entstanden riesige Buddhas an Flüssen, um die Gewalt des Elementes zu dämmen, es entstanden Moscheen, es entstanden Kathedralen und im ganz Besonderen die Musik.

Auch Dante beschreibt in der göttlichen Komödie einen Weg. Welchen Weg gehen wir heute im 21. Jahrhundert?

Was hilft, welche Ressourcen nutze ich in Übereinstimmung mit dem Herzen, dem Verstand und mit der Kraft des Körpers? Ich denke in erster Linie an das Innehalten, um sich wahrzunehmen und achtsam zu sein.

Der Weg der Achtsamkeit, zu Präsenz ist ein Sensibilisierungsprozess, ein Prozess der Herzöffnung. Er ist nicht immer leicht und erfordert Übung. Es gibt viele Wege in die Liebe, jedoch in Wahrheit ist es einer nur, dieser allerdings ist sehr variantenreich.

In einer TV Sendung wurde der Weg eines Mannes beschrieben, dessen Wunsch es war, den Wiedehopf wieder in die Gegend zurück zu bringen. Und wenn man sah, mit welcher Liebe er sich der Wiedehopf-Brut zuwandte, wenn die kleinen Wiedehopfe sich an ihn drückten, wie er im Winter Brutkästen zimmerte, dann kann man nur berührt sein und dies als Weg sehen. Und so einen Weg zu sehen ist recht heilsam in einer Welt, die Konformität vorschreibt und hochhebt. Als seine Freunde den Mann fragten, warum er denn das wirklich täte, da sagte er: „Das würde ein Wiedehopf nie fragen."

Das hat mir sehr gefallen, so einfach kann ein Weg scin.

Der Weg der Achtsamkeit... aus Sicht der Nachdenklichen Hühner[47]

Ein mythomanische Huhn glaubte, es sei ein Auto. Seine Mithühner ließen es in dem Glauben, unter der Bedingung, dass es den Motor nicht im Hühnerstall anlasse, solange sie schliefen.

Luigi Malerba

Literaturempfehlungen

Literatur zum Vorwort und zum Element Erde

mit Fokus auf das Thema: Ich und darüber hinaus

Eugene T. Gendlin, Focusing-orientierte Psychotherapie, Verlag Pfeiffer

Lebenlernen 119

Jack Kornfield, Das weise Herz, Verlag Arkana

C.Otto Scharmer, Theorie U : Von der Zukunft her führen, Verlag Carl-Auer

Djalal ad-Din ar Rumi, Liebesmystik, Gedichte aus dem Diwan; Reza Maschajechi, Verlag der Provinz

Frederic Laloux, Reinvented Organisations, Verlag Vahlen München

Waldman, Mark R. , Der Fingerabdruck Gottes. Wie religiöse und spirituelle Erfahrungen unser Gehirn verändern; Verlag Goldmann

Literatur zum Element Wasser

mit Fokus auf die Themen: Ich und Du; Sprache des Herzens und die Bedingungen des Lebens

Rabindranath Tagore, Sandkörnchen im Auge, Verlag Volk und Welt

Thich Nhat Hanh, Alles, was du tun kannst für dein Glück, Verlag Herder

Martin Buber, Das Dialogische Prinzip, Verlag Lambert Schneider, Serie S

Literatur zum Element Feuer

mit Fokus auf die Themen: Intention und Hingabe; von der Begehrlichkeit zum Wunsch - vom Wunsch zur Verantwortlichkeit

Heinz Heckhausen, Peter M. Gollwitzer, Franz R. Weinert, Jenseits des Rubikon. Der Wille in den Humanwissenschaften, Verlag Springer

Maja Storch, Frank Krause, Selbstmanagement - ressourcenorientiert; Verlag Hans Huber

Ervin D. Yalom, Existenzielle Psychotherapie, Edition Humanistische Psychologie

Rollo May, Liebe und Wille. Taschenbuch, Edition Humanistische Psychologie Mut zur Kreativität, Verlag Junfermann

Mihaly Csikszentmihalyi, Flow. Verlag Klett-Cotta; /Kreativität. Verlag Klett-Cotta

Insa Sparrer, Matthias Varga von Kibèd, Renate Daimler „Basics der Systemischen Strukturaufstellungen", Verlag Kösel

R Roberto Assagioli Die Schulung des Willens. Methoden der Psychotherapie und der Selbsttherapie, Verlag Junfermann

Roberto Assagioli, Psychosynthese und Transpersonale Entwicklung, Verlag Junfermann

Literatur zum Element Luft

mit Fokus auf die Themen: Körper und Sinne; Atem des Lebens

Rosina-Fawzia Al-Rawi, Der Hauch de Ewigkeit, Die 99 Heilenden Namen der Einen Liebe, Verlag Sheema

Ken Wilber, Terry Patten, Adam Leonard, Marco Morelli, Integrale Lebenspraxis: Ein Übungsbuch. Verlag Kösel

Milan Kundera, Die unerträgliche Leichtigkeit des Seins, Fischer Verlag,

Literaturverfilmung aus dem Jahr 1988 von Philip Kaufman mit Juliette Binoche und Daniel Day-Lewis

Uli Olvedi, Das Stille Qi Gong, Fischer Taschenbuch Verlag

Laotse, Das Buch vom Sinn und Leben, Marix Verlag

Jon Kabat- Zinn, Gesund durch Meditation, Verlag Knaur MensSana

Stephen Hirtenstein, diverse Bücher zu Muhyiddin Ibn Arabi

Der Grenzenlos Barmherzige Das spirituelle Leben und Denken des Ibn Arabi, Verlag Chalice

Hermann Schmitz, Atmosphären, Verlag Karl Alber

Matthias Ohler, Kapitel „Atmosphären lesen" im Buch: „Reden reicht nicht", Verlag Carl Auer

Literatur zum Element Äther

mit Fokus auf die Themen Leben und Tod; Werden - Vergehen - Werden

Jean H. Giraudoux, Amphytrion 39, Theaterverlag Desch

Sogyal Rinposche, Das Tibetische Buch vom Leben und Sterben, Verlag Knaur MensSana

Steven Levine, Wege durch den Tod, Verlag Kamphausen

Literatur zu den Texten im 2. Teil des Buches

Don E. Beck, Christopher C. Cowan, Spiral Dynamics Leadership - Werte und Wandel, Verlag Kamphausen

Martin Buber, Das Dialogische Prinzip, Verlag Lambert Schneider Serie S

Annemarie Schimmel, Gesang und Ekstase, Verlag Kösel

Annette Kaiser, Freiheit, ein einziger Aufschrei nur. Über die indische Mystikerin Lallaj, Verlag Theseus

Siegfried Essen, Selbstliebe als Lebenskunst: Ein systemisch-spiritueller Übungsweg, Carl-Auer Verlag

In allen Kapiteln:

Luigi Malerba, Die nachdenklichen Hühner, Verlag Klaus Wagenba

Fußnoten

[1] Dschalāl ad-Dīn Muhammad ar-Rūmī – kurz Rumi genannt – (1207 -1273) war ein persischer Sufi-Mystiker, Gelehrter und einer der bedeutendsten persischsprachigen Dichter des Mittelalters.

[2] Siehe Kapitel 3: Steve de Shazer (1940-2005), amerikanischer Psychotherapeut; die „Wunderfrage wurde von ihm und seiner Frau Insoo Kim Berg als Methode der lösungsfokussierten Kurzzeittherapie in den 70er Jahren entwickelt.

[3] Siehe auch Teil 2: Empathie und Wissendes Feld

[4] Frank M. Staemmler, deutscher Psychologe und Gestaltstherapeut

[5] Siehe auch Text im Teil 2: Entwicklung des Menschseins auf Erden / Aufstellungsprozesse -Spannungsfeld zw. Gelebtem und Visionen

[6] Luigi Malerba, Die nachdenklichen Hühner, S. 1; Verlag Klaus Wagenbach, Berlin

[7] Rabindranath Tagore (1861-1941), war ein bengalischer Dichter, Philosoph, Maler, Komponist, Musiker und Brahmo-Samaj-Anhänger, der 1913 den Nobelpreis für Literatur erhielt.

[8] Martin Buber; Das dialogische Prinzip. (Sammelband mit weiteren drei, kürzeren Schriften: Zwiesprache, Die Frage an den Einzelnen und Elemente des Zwischenmenschlichen) Gütersloher Verlagshaus, Gütersloh 1973

[9] Eine längere Fassung dieses Textes findet sich in Teil 2

[10] Luigi Malerba, Die nachdenklichen Hühner, S. 11; Verlag Klaus Wagenbach, Berlin

[11] Luigi Malerba, Die nachdenklichen Hühner, S. 11; Verlag Klaus Wagenbach, Berlin

[12] Rollo Reece May (1909 -1994) war ein US-amerikanischer existenzialistischer Psychologe. In der englischsprachigen Literatur wird sein Fachgebiet als existential psychotherapy bezeichnet. Er ist ein Vertreter der humanistischen Psychologie.

[13] Steve de Shazer und Insoo Kim Berg waren US-amerikanische Psychotherapeuten. Sie geltenals Pioniere des Solution Focus Approach, d.h. der lösungsfokussierten Kurzzeittherapie, die zu einem wesentlichen Teil der systemischen Therapie wurde.

[14] Immanuel Kant (1724-1804), deutscher Philosoph der Aufklärung. Kant zählt zu den bedeutendsten Vertretern der abendländischen Philosophie

[15] Djalal ad-Din ar Rumi, Liebesmystik, Gedichte aus dem Diwan; Reza Maschajechi, Verlag der Provinz

[16] Maja Storch und Frank Krause: "Selbstmanagement - ressourcenorientiert" mit dem Zürcher Ressourcen Modell (ZRM®);

[17] Antonio R. Damasio: „Ich fühle, also bin ich: Die Entschlüsselung des Bewusstseins", Verlag List, 2002

[18] C.G.Jung; Psychologie und Alchemie, Walter Verlag, 1984

[19] Ingrid Riedel; Maltherapie. Eine Einführung auf der Basis der analytischen Psychologie C.G.Jungs. Kreuz-Verlag 1972

[20] Somatische Marker sind die körperliche Reaktion auf eine reale oder imaginäre Situation, die uns in der uns eigenen Art der Körpersprache zeigt, ob wir uns in Bezug auf etwas gut oder schlecht fühlen. Für jeden leicht zu beobachten z. B. als strahlendes Lächeln, tiefe Atmung, Glanz in den Augen, aufrechte Körperhaltung, u.v.m. Damit verfügen wir über ein inneres Alarmsystem des Unbewussten, benannt nach dem portugiesische Neurowissenschafter Antonio Damasio als Somatische Marker. Entnommen aus ZRM Training.

[21] Maja Storch und Frank Krause: "Selbstmanagement - ressourcenorientiert" mit dem Zürcher Ressourcen Modell (ZRM®);

[22] Rosina-Fawzia Al-Rawi Al-Rifai, Dr.in der Orientalistik, lehrt seit über 20 Jahren im Bereich des Sufismus und leitet heute weltweit Seminare - insbesondere für Frauen.

[23] Die Hand wird von der Leiterin so gehalten, dass sie sich als Projektionsfläche für die Klientin eignet, die Leiterin erlebt ihre eigene Hand wie abgetrennt und ohne Einfluss des eigenen Wollens. Dies ist ein gut nutzbares Tool, um experimentell zu erfahren, wie wesentlich es ist, ein Ereignis oder eine Person greifbar und sichtbar aufzustellen. Im Prozess der letzten Aufstellung war es gut, den Vater hinzustellen, schon auf Grund der Segensspendung. Doch in vielen Aufstellungen ist die Dynamik nachvollziehbar und führt zum Wandel, ohne dass eine bestimmte Person oder ein Ereignis aufgestellt wird.

[24] Matthias Varga von Kibéd und Insa Sparrer; gekürzt aus „Basics der Systemischen Strukturaufstellungen", Kösel Verlag

[25] Luigi Malerba, Die nachdenklichen Hühner, S. 15; Verlag Klaus Wagenbach, Berlin

[26] Milan Kundera; Die unerträgliche Leichtigkeit des Seins, Fischer Verlag, 1988

[27] Rosina-Fawzia Al-Rawi, Der Hauch der Ewigkeit. Die 99 heilenden Namen der Einen Liebe, Verlag Sheema, 2014

[28] Bücher zum Nachlesen: „Integrale Lebenspraxis“ von Ken Wilber, Terry Patten, Adam Leonard, Marco Morelli, Verlag Kösel 2010; „Atmosphären“ von Hermann Schmitz, Verlag Karl Alber, 2014; „Reden reicht nicht“, Bohne, Ohler, Schmidt, Carl Auer Verlag, 2016; bes. Kapitel „Atmosphären lesen“ in „Reden reicht nicht“

[29] Luigi Malerba, Die nachdenklichen Hühner, S. 26; Verlag Klaus Wagenbach, Berlin

[30] Jean Hyppolyte Giraudoux (1882- 1944), französischer Berufsdiplomat, Drehbuchautor und Schriftsteller.

[31] Luigi Malerba, Die nachdenklichen Hühner, S. 29; Verlag Klaus Wagenbach, Berlin

[32] Clare W. Graves (1914 – 1986) war ein US-amerikanischer Professor für Psychologie und Begründer der Ebenentheorie der Persönlichkeitsentwicklung.

[33] Clare W.Graves nennt sein Modell „Spiralmodell“. Er lehrte als Professor für Psychologie an einem New Yorker College. Sein Denkansatz wurde von seinen Schülern Don Beck und Christopher Cowan übernommen und vorwiegend für Gesellschaft und Wirtschaft weiterentwickelt.

[34] Ervin László (*1932), ungarischer Wissenschaftsphilosoph, Systemtheoretiker und Autor.

[35] Muhyī d-Dīn Abū ʿAbd Allāh Muhammad ibn ʿAlī Ibn ʿArabī al-Hātimī at-Tāʾī (1165-1240), war einer der bekanntesten Sufis

[36] Luigi Malerba, Die nachdenklichen Hühner, S. 29; Verlag Klaus Wagenbach, Berlin

[37] Jacques Prévert (1900 – 1977), französischer Autor.

[38] Luigi Malerba, Die nachdenklichen Hühner, S.12; Verlag Klaus Wagenbach, Berlin

[39] Abū l-Qāsim al-Dschunaid ibn Muhammad al-Chazzāz al-Qawārīrī oder kurz Dschunaid von Bagdad war ein Vertreter der Bagdader Mystik und gilt bis heute als eine der wichtigsten Autoritäten des Sufismus.

[40] Lalla, Poetin und Mystikerin; lebte im 14. Jahrhundert in Kaschmir, Indien.

[41] Luigi Malerba, Die nachdenklichen Hühner, S. 56; Verlag Klaus Wagenbach, Berlin

[42] Luigi Malerba, Die nachdenklichen Hühner, S. 45; Verlag Klaus Wagenbach, Berlin

[43] Leslie H. Farber (1912 – 1981); US-amerikanische Psychiaterin und Autorin.

[44] William Butler Yeats (1865 – 1939) war ein irischer Dichter. Er gilt als einer der bedeu-

tendsten englischsprachigen Schriftsteller des 20. Jahrhunderts. 1923 erhielt er als erster Ire den Literaturnobelpreis

[45] Roberto Assagioli (1888 – 1974), Pionier der transpersonalen Psychologie und Psychotherapie. Arzt, Psychiater und Psychotherapeut; er entwickelte die Psychosynthese, ein Modell des Menschen, das Körper, Geist und Seele umfasst.

[46] Luigi Malerba, Die nachdenklichen Hühner, S.33; Verlag Klaus Wagenbach, Berlin

[47] Luigi Malerba, Die nachdenklichen Hühner, S.16; Verlag Klaus Wagenbach, Berlin